キム兄、こころのなおし方を聞く

野村忍
メンタルクリニック恵比寿院長・医学博士

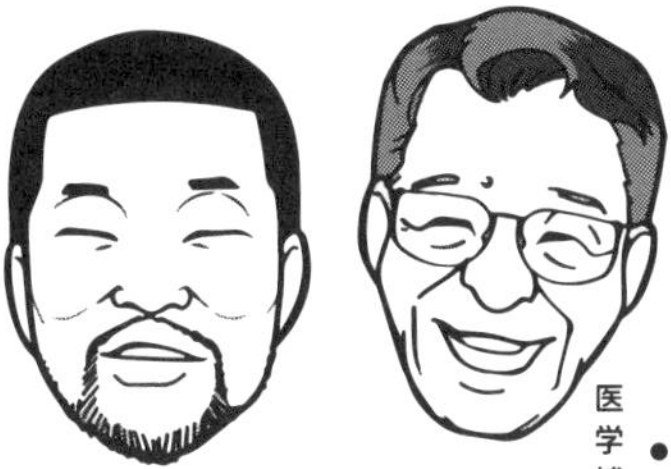

木村祐一

名医に教わるストレスのつきあい方

方丈社

もくじ

PART 1 キム兄、メンタルチェックを受ける

PART 2

キム兄、こころと体について聞く

こころと体の不調、どっちが先に出るの？

PART 3

キム兄、ストレスについて考える

ストレスで病気になるの？

COLUMN 3

PART 4

キム兄、こころの健康法を探る

ストレスとどうつきあっていけばいい?

はじめに

「働き方改革」というけれど、なんだかみんな疲れてる。
職場の上下関係、友だちや家族、人とのかかわりも難しい。
ＳＮＳでは「いいね！」しただの、しないだの、
自己主張がぶつかりあって、諍いあって。
よくわからないけれど、なんか、みんな、生きにくそう。

「最近、眠れないんだよね」
「なんだか、力がわいてこなくて」
「背中の痛みがとれないんだ」

あちらこちらから体と心の不調に苦しむ声を聞くことも、珍しくなくなってきた。
そんなとき、何をしてあげられる？

そして、もしも、自分が、ある日、しんどくなったら？

「そんなこと、考えられへん！」と言ってられないのが、ストレスフルなこの時代。


世の中のちょっとおかしなことに鋭い視点でツッコミむキム兄が、まだまだ身近とは言い難いメンタルクリニックを訪問。

訪ねたのは、東京・恵比寿にある「メンタルクリニック恵比寿」

院長の野村忍先生はストレスが原因の心の不調の専門医。


メンタルクリニックってどんなとこ？

カウンセリングって何するの？

ストレスでなんで、具合が悪くなるの？　……


〝自分〟と、そこそこうまくつきあっていく方法を、キム兄が探っていきます。

PART 1

キム兄、メンタルチェックを受ける

心療内科に行ったら、何するの？

「極端な点数が出る人は、やっぱり、病院に行ったほうがいいんですか？」

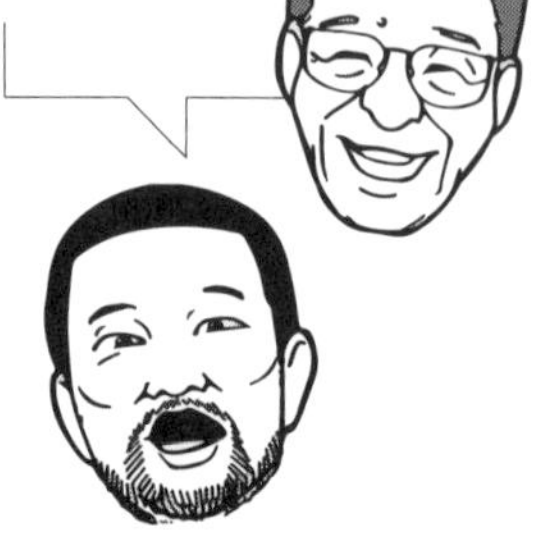

「東大式エゴグラム」と「CMI」

野村　木村さんには事前に、2つの心理検査を受けていただいたんですよね。両方とも、実際に心療内科でよく使われているものです。こういう検査を受けるのは初めてですか？

木村　はい。昔、似たような、こうバーッと並んでる数字を足していくのはやったことありますけど。

野村　それはおそらく、クレペリン検査ですね。

木村　それで、ステーキ屋のバイト、落ちたことある。

野村　（笑）

木村　なんで落ちたんかわからん。数字足してってただけやのに。

野村　その検査は、ドイツの精神科医のエミール・クレペリンという人が作った計算課題なんです。やたら、数字が多かったでしょう？

木村　多かったです。

野村　計算しているうちに疲れてきて、途中いい加減になってしまうんですよね。でも、最後になるとちゃんとやろうと思い直してラストスパートをかけたりとか。

木村　持続力みたいなもんを見るんかな。

野村　そうですね。答えが合っているかどうかだけでなく、注意力や集中力がどのぐらい続くかを見る検査なんです。

木村　ああ、それはあかんわ、僕は。

野村　今回、受けてもらったのは、『**ＴＥＧ®Ⅱ　東大式エゴグラム**』と『**ＣＭＩ®健康調査表**』というものです。簡単に言うと『エゴグラム』は性格診断テストで、『ＣＭＩ』は心と体の自覚症状からその人の状態を見る検査です。どうでしたか？　やってみて。

木村　答えながら、ちょっと遠慮するところはありました。「常に向上心を持つ」「責任感が強い」という質問に、自分で「はい」って答えるのもどうかとか。あと、ＣＭＩのほうは質問がたくさんあって、「さっき似たようなことを聞かれたな。どう答えたかな」とか考えましたね。「議論を好む」と「論理的である」は同じように答えとかんとまずいなとか。問題によって答えが違ってくるとおかしいですよね？

野村　いや、おかしくはないですよ。いろんな面からの質問なのでね。もちろん両方とも答えが近いということはありますが、答えが統一されている必要はありませんし、実際、すべて一貫した回答ということはないんです。

木村　「一度決めたことがよくぐらつく」という質問と「優柔不断である」っていう質問があって、「ぐらつく」で「どちらでもない」って答えておきながら、「優柔不断」に「はい」って答えてしまって、ぐらついてるやんか！と思ったり。

野村　そのぐらいはありますよ。近い質問だからね。

木村　あと、「どちらでもない」って答えるのがちょっと嫌やったですね。

野村　外国人はわりとイエス／ノーがはっきりしているから、「はい」か「いいえ」をつけやすいんですけれど。日本人はどうしても「どちらでもない」って真ん中につける傾向はありますね。

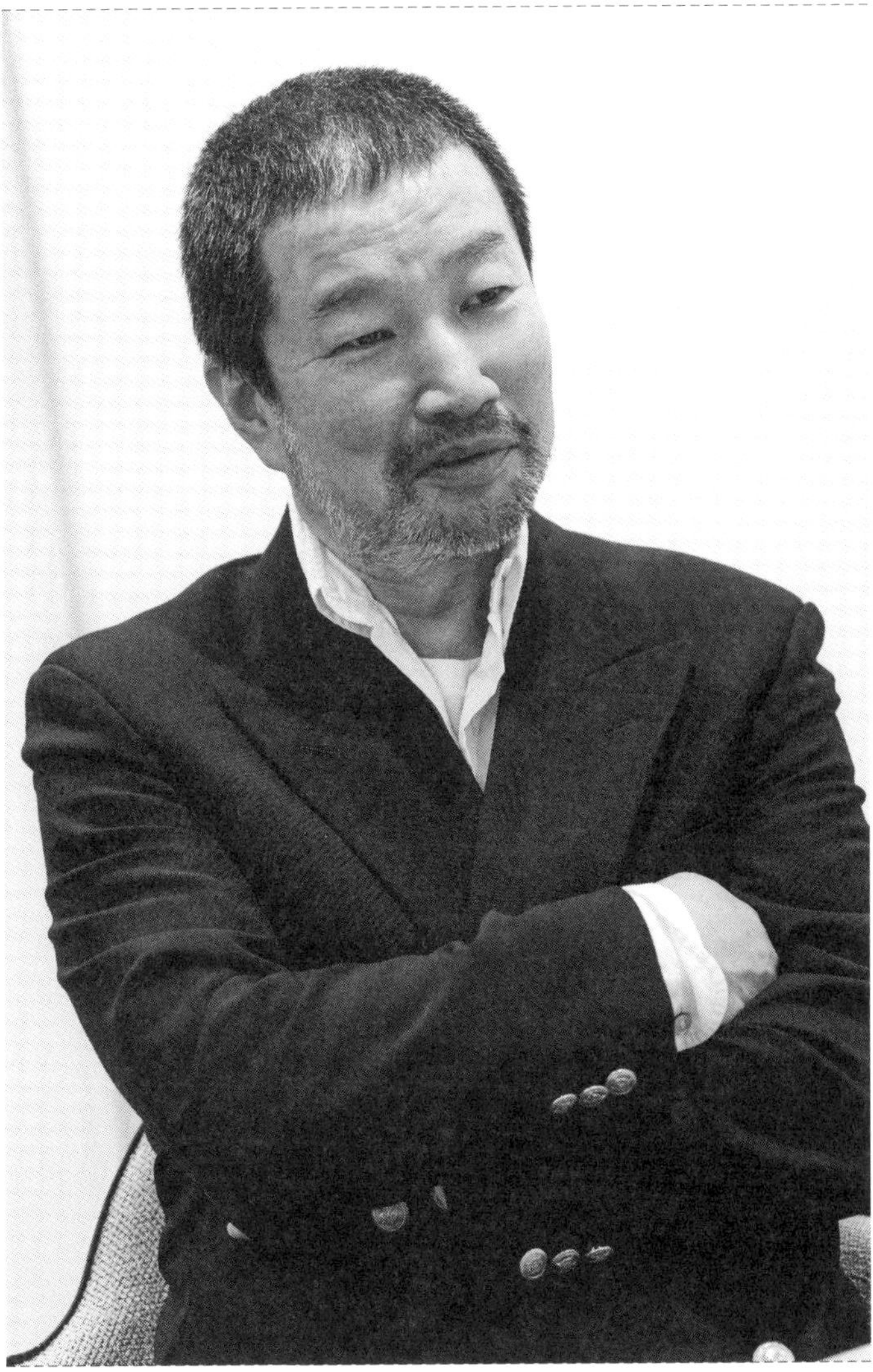

キム兄は日本人の〝平均〟？

野村　もう少し、詳しく説明すると『エゴグラム』は、心理療法のひとつである交流分析という理論をもとにした心理検査なんです。53の質問の答えから**性格傾向とか行動パターン**を見る検査で、じつは僕自身、1984年の第2版発行の際に編集にかかわったんですよ。それが、いまでも非常によく使われています。

木村　この結果をもとにいろいろ性格分析というか、心の診療をするんですね。

野村　交流分析に基づいて、人の自我の状態をCP・NP・A・FC・ACという5つの尺度に分け、分析していくんです。

CPというのはクリティカル・ペアレントで「**批判的な親**」。イメージとしては『巨人の星』の父親・星一徹が近いかな。理想を掲げ、それに向かって厳しく努力をするべし、と考える。基準が高いのでそれに満たないと批判したりダメ出しをしたりする。これがCPです。

NPというのはナーチャリング・ペアレントで「**養育的な親**」ですね。母親のように、思いやりをもって親身になって他者の面倒見るとか、そういう部分です。Aというのはアダルト。アダルトビデオじゃないですよ（笑）

木村　わかってます。

野村　Ａのアダルトは「**合理的な大人**」で、論理的で冷静、現実的といった部分。ＦＣというのはフリー・チャイルドで「**自由な子ども**」ですね。子どもは自分の感情とか気持ちを奔放に表現しますよね。それがこのＦＣという部分です。

そして、ＡＣというのは「**順応した子ども**」。周囲の様子を見て、「こんなことを言うと変じゃないか」と思って自分を抑えたり、周りに対して気を遣うというのがＡＣです。

質問に対する回答をもとに独自の計算式を使って５つの尺度の点数を出し、日本人の平均値50と比較してどうか、というのを見るんです。

木村　はい。

野村　結論から言うと、木村さんは平均値に近いんですけれども、あえて言うとＦＣが高い。自己アピールや自己主張、自己表現が強いということですが、お笑い芸人というのは自分の個性を出していく仕事ですから、当然の結果だと思います。ただ、ＦＣが高い分、ＡＣがちょっと低い。ＡＣは周りのことを考えながら気を遣って過ごす、優等生的気質のことです。

木村　ＦＣとＡＣっていうのは、反するものですよね。

野村　そうそう。相対的なものです。どちらかが強ければどちらかが低くなります。木村さんは、自分アピールが強い反面、周りに対して気遣う部分がちょっと足りないのかも、しれません。

木村　周りへの気遣い……普段はわりとやれてるようには思うんですけどね。でも、全体的には違うのか。まぁ、職業柄、合うてるかもわからんな。僕よりもっと自己主張が激しい人もいてるし。

野村　木村さんぐらいだったらいいんですけど、もっと極端だと日常生活に支障が出る場合があります。

木村　全部が50点に近いということは、普通ってことですか。

野村　普通というか、日本人の平均ですね。

木村　平均そのものじゃなくてうれしいような気もするし。これをやって、極端な点数が出る人は、やっぱり、病院に行ったほうがいいんですか。

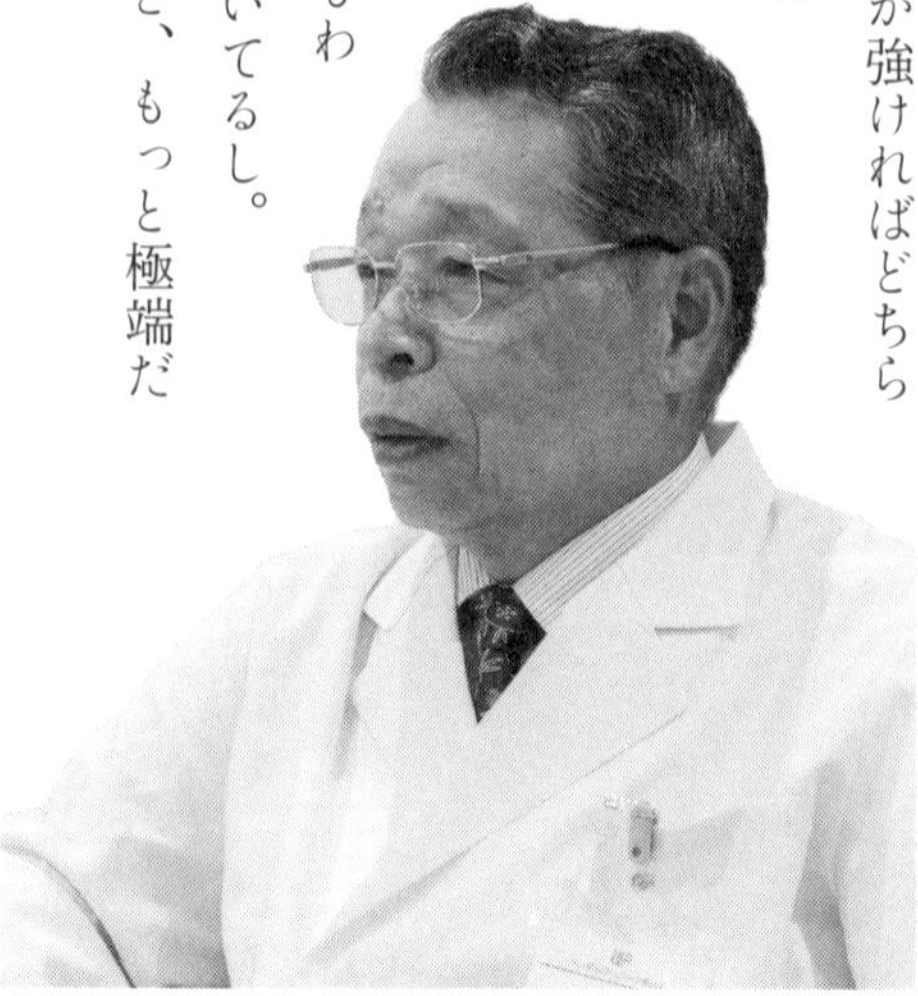

野村　**体に不調がなくて、社会生活が普通に送れていれば気にする必要はありません。**その人の個性ですから、多少のデコボコはあっていいいんです。

木村　確かに、子どもの頃から協調性がないって言われていたような。協調するというより、クラスを引っ張っていくというか、決めるタイプだったんです。でも、「決めるのはあんたが決めんねんけど、決めたら人に任せて何も無責任。ええ加減や」って、言われたことはあります。

野村　確かに、FCとACというのは、だいたい子どもも時代に形成されるんですよ。

木村　自分の思ってたとおりにならんと嫌や、いうのはありました。それで1人でやる遊びを考え出したり、勝手にどこか出かけて行ったりしてましたね。

野村　そうでしょうね。でも、むしろいいいんですよ。そういう

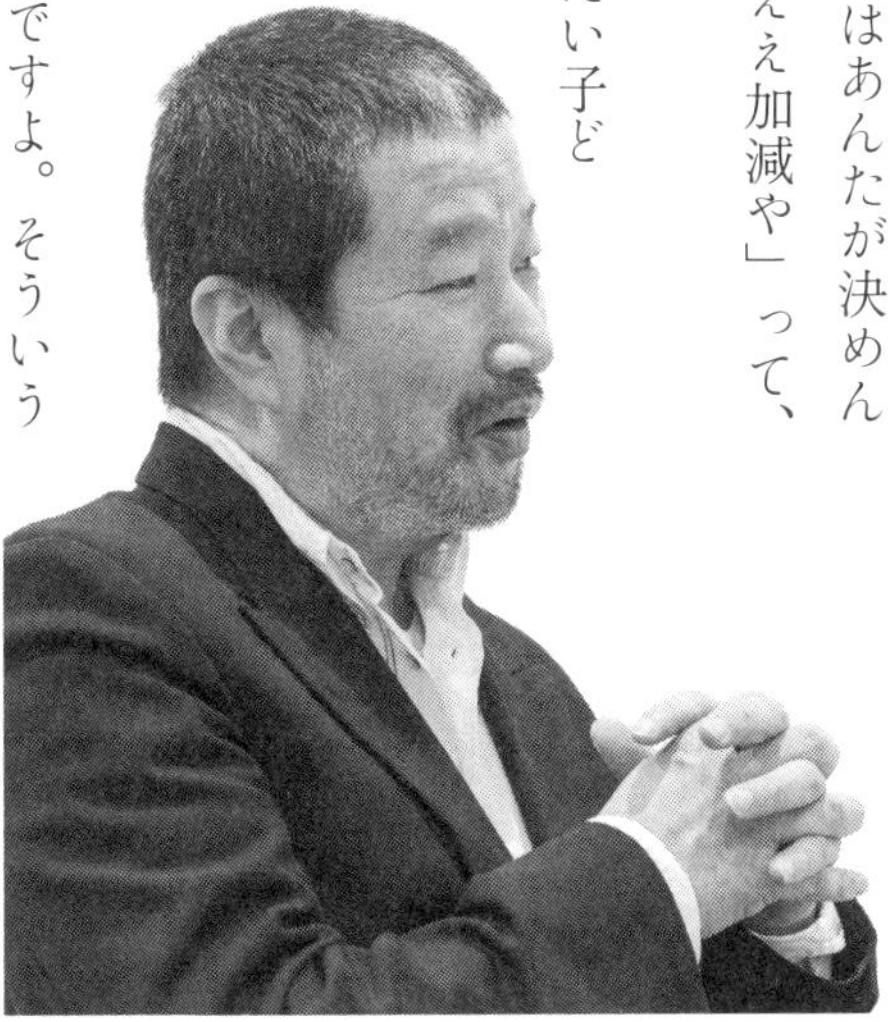

人は健康に過ごせるタイプだと思います。ACが高すぎると、その分FCが低くなります。そうなると、周りのことばかり気遣って自分を押さえ込んでしまう。そういう行動パターンを取ってしまうと、不満を持ちながらも、我慢し続けているからストレスが溜まっていって、いろんな病気になりやすいんです。

スポーツ選手と性格傾向

木村 社長的な性格って何かあるんですか？

野村 社長はだいたい、ACがもっと低くでますね。

木村 そうでしょう。やっぱりスターとかそうやもん。

野村 自分のことは目いっぱいやるけど、他の人のことはあまり考えない傾向がありますね。

木村 僕も一応個人事業主ですけど、ACがそこそこ低い程度やから今の感じなんやろうな。ACがもっと低いと、明石家さんまさんみたいな感じになる（笑）。

野村 そうですね（笑）。あの方はたぶんFCがもっと高くて、本当に自由で、自分の思いついたことをガンガンやるタイプでしょうね。

木村　ミュージシャンとかアーティスト系の人はどうなんですか。

野村　アーティストも同じですね。自分を出さないといけないので、FCが高いですよね。

木村　じゃあ、もうちょっと欲しかったな。FCが。

野村　（笑）。あと、スポーツマンも大体そうですよね。とにかく自分をアピールすることが必要ですから。

木村　個人スポーツと団体スポーツでも、またいろいろ違いそうですね。

野村　チームだと、ポジションによっての違いも出ますね。

木村　キャッチャーとピッチャーは全然違うと思います。

野村　以前、サッカーチームのメンバーに『エゴグラム』をやってもらったことがあるんです。フォワードというか攻めるポジションの人はFCがものすごく高い。逆にキーパーはCPがものすごく高いんです。CPは高い理想を掲げて邁進するタイプ。やっぱり、「絶対死守しなきゃいけない」と責任感や使命感が強いんですね。

木村　ラグビーでもそうですよね。フォワードとバックスがいて。

野村　そうそう。

木村　攻撃の人は……ラグビーの攻撃はバックスなんですよね。ボールを回すほうで、ちょっとマゾ的な人が多い。というのは、タックルされても平気じゃないとできないから。逆に、フォワードは相手を止めたいからSが多いって。サッカーもじつは守りのほうはSで、攻めはM。

野村 なるほど（笑）

木村 野球で言うと、野村克也さんが言うてはったんですけど、買い物を頼むときはピッチャーのタイプがええと。とにかく早いって。

野村 （笑）

木村 ピッチャーはとにかく早いし、すぐ帰ってくるし、ちゃんとしたものを買うてくるって。内野もええねんけども普通。外野はいちいち「お前、行くけどあれいるか？」とか確認して回るんですって。だから、遅なる。そんなん言うてましたね。

野村 なるほどね。そうですか。

木村 買い物に行かせて守備決めるみたいなことを言うてはった。

野村 野球といえば、もう30年ぐらい前の話ですが、ヤクルトと西武が日本シリーズを戦うことになって、あるテレビ局が両チームのキャッチャーを比較するという企画を考えたんです。

木村　キャッチャーを性格分析するって、野村さんっぽいですね。

野村　当時、ヤクルトのキャッチャーが古田敦也さんで、西武が伊東勤さんだったんです。2人にエゴグラムをやってもらい、僕が性格分析する予定だったんですが、伊東さんはちゃんと書いて持ってきてくれたんですけど、古田さんは書いてくれなかった。

木村　あら。

野村　伊東さんはNP、ナーチャリング・ペアレントが高くて、人を思いやる、面倒を見て育てるというのがとても高かったんです。だから、キャッチャーとしては最適な性格傾向で、若いピッチャーを育てるには非常によかった、と褒めておきました。でも、古田さんは書いてくれなかったので、けなしておいたんです。

木村　(笑)。答えてないなら、それは仕方ないですよね。

野村　書いてないんだけど、ふるまいを見るとだいたいどういうパターンかというのはわかって、彼はたぶんAが一番高い。古田さんは野村さんの弟子でとても似ていて、非常に合理的な判断をもとにして動くというのが中心を占めているという性格分析をしたんです。僕の勝手な想像なんですけど。

木村　勝手な想像って、先生なんですから。

野村　勝つために、キャッチャーとしては配球などを冷静に考えなくてはならないので、合理的なのは必要なんだけれど、その分、自分の意図にはまらない人に対しては非常に冷たいんじゃないか、というような分析もしたんです。でも、1時間ぐらいしゃべったんだけど、ほとんどカットされちゃって。

木村　あらまあ。

野村　こちらの意図は無視して、テレビ局の都合でストーリーを作っちゃうから嫌になって、それ以来、一切テレビは断っているんです。

木村　まあ、しっかりとは伝わらないですね。

野村　特にテレビというのはストーリーが作られていて、そのとおりに動いてほしいというのがあるからちょっと嫌なんですよ。

木村　そうなんですよ。わかります。わかります。

怒りっぽいと神経症の違い

野村　もうひとつの『CMI』というのは、アメリカのコーネル大学で来院した患者さんの症状をチェックするために作ったものです。正式名称は『コーネル・メディカル・イ

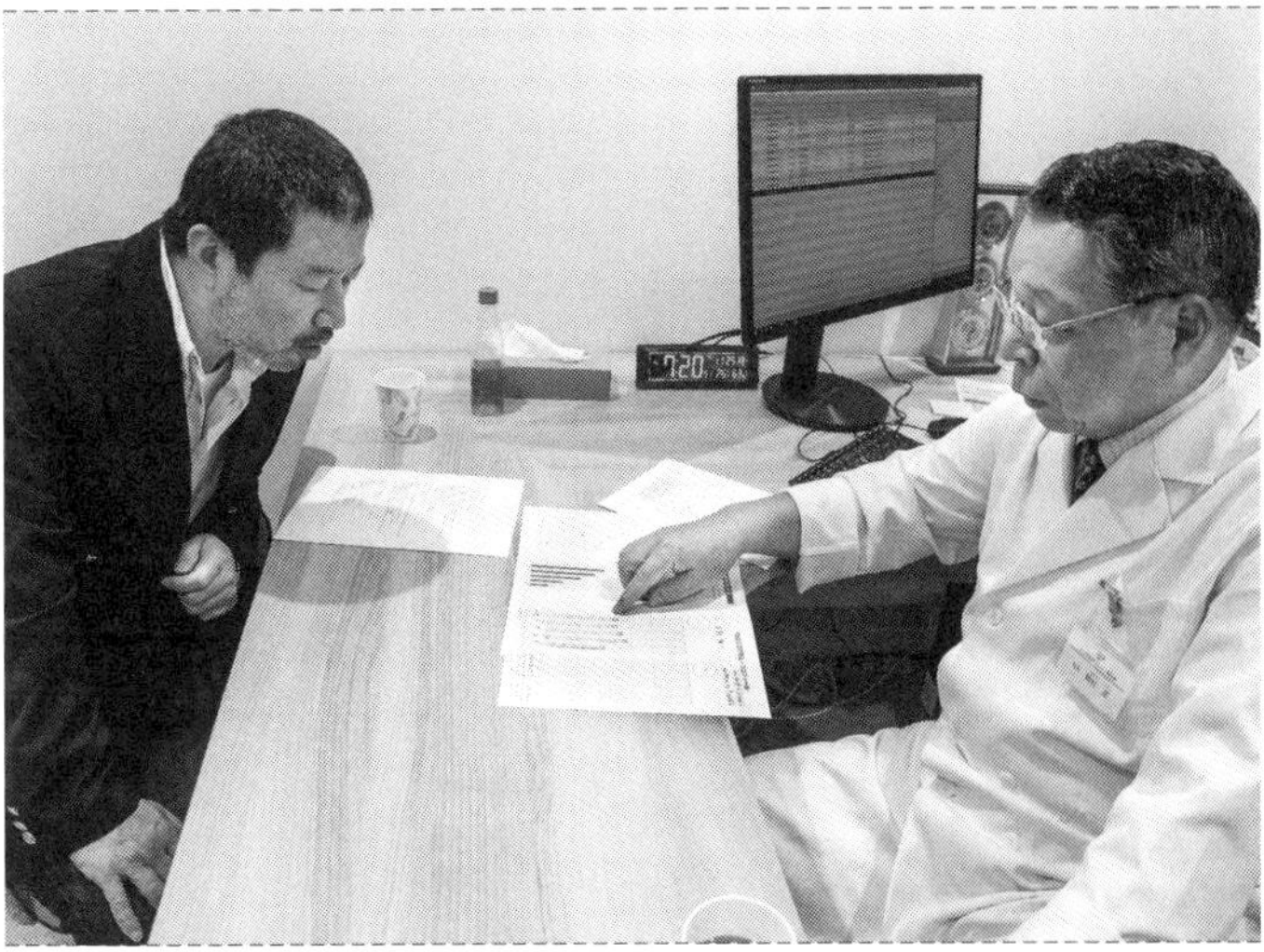

ンデックス』、日本語で訳してCMI健康調査票。自身の自覚症状を聞く項目が200ぐらいあって、それに対して「はい」「いいえ」で答えてもらうというものです。

木村　面白かったです。

野村　この『CMI』は日本では非常に広く使われているテストで、1949年に誕生して、70年以上使われてるんですよ。

木村　1949年って、永ちゃんが生まれた年や。矢沢永吉の年や。

野村　『CMI』では**身体的自覚症状と精神的自覚症状**とを見ていくのですが、木村さんの場合、体の症状はほとんどなく、ゼロに近いので、体調は非常によろしいと。精神的自覚症状については、抑うつ、不安、過敏など複数ある自覚症状の中で、「怒り」だけが高いですね。イライラしやすかったり、人に何か言われるとカッとしたりとか。

木村　先生、それはそうなんです。でも、職業につながってる部分もあるんですよ。ちょっと自己弁護すると、自分に起きた怒りとかイライラを吐き出すことで、笑ってもらえるところがあって。

野村　仕事柄、ピリピリとしてないといけない部分もあると思います。この検査は、いい悪いじゃなくて、精神的な自覚症として怒りとか過敏な部分がありますね、ということなんです。

木村　そうか。言い訳したらあかん。

野村　これだけで病気かどうかを診るものではないんですね。ただ、この身体的自覚症状と精神的自覚症状をグラフにプロットしていくと、神経症、あるいはその傾向があるかどうかを見ることができるんです。

Ⅰから Ⅳまでの領域に分かれていて、Ⅰは正常で、身体的にも精神的にも自覚症状があり、複数の項目で高い値が出ると、神経症的傾向が高いⅣの領域に入る。ちなみに木村さんはⅡで、ほとんど正常に近い。高いのは「怒り」だけ、身体的症状にも出ていませんし、ちょっとイライラしやすいとか、怒りっぽいタイプということ。身体的な症状に出ていなければ、それはそれでその人の個性と考えるわけです。

木村　何をしていてもイライラするとか、無性に腹が立つとかが多いと神経症で、常にイライラしてるわけじゃなくて、ある出来事に腹を立てるとかは、単に怒りっぽい性格ってことですか。

野村　そうですね。

お笑い芸人という仕事と「怒り」

野村　仕事は自分でも楽しくできていますか？

木村　ええ。「この間、こんなやつがおって」とか言って笑うてもらえる。だから、腹が立ったときも、「よしよし」「しめしめ」と思いながら、頭ん中で怒ってます。「あの番組で言おう」ってメモったりして。だから、外で怒りを発することはないんです。

野村　怒りの感情も自分のためになると考えられるわけですね。

木村　話す場所がありますからね。今日も電車で立ってたら、向こうのおっさんの紙袋が当たってきて、「なんでよけようとせえへんのかな」とか。

野村　最近だとみんな、スマホを見ていて通行の邪魔になりますよね。あれは頭にきますよね。

木村　世の中、そんなに面白いことっていうのは起こってないんですよ。デートして楽しかった言うても、誰も笑わないですからね。ひどいことされて腹立つとか、出かけようと思ったら雨降ってたとか、店が閉まってたとか、不幸というか悪いことのほうが笑ってもらえる。

野村　なるほどね。

木村　アメリカのケーブルテレビで俳優や映画監督をゲストに呼ぶ『アクターズ・スタジオ・インタビュー』っていうトーク番組があって、最後に「天国に行ったら神様になんて言いますか？」っていう質問をするんですけど、ロバート・デ・ニーロが出たとき、「神様に『いろいろ説明してもらいたいことがある』って言います」って言うたんですよ。それ見たとき、この人は納得いかんことだらけやったんやろな、と思ったんです。

野村　それはあるでしょうね。

木村　僕らは嫌なことをも、納得できんことも発散できるんで、この仕事をやってよかったなというのは思います。ただ、それを差し引いても、「怒り」が強いのはやっぱり気に

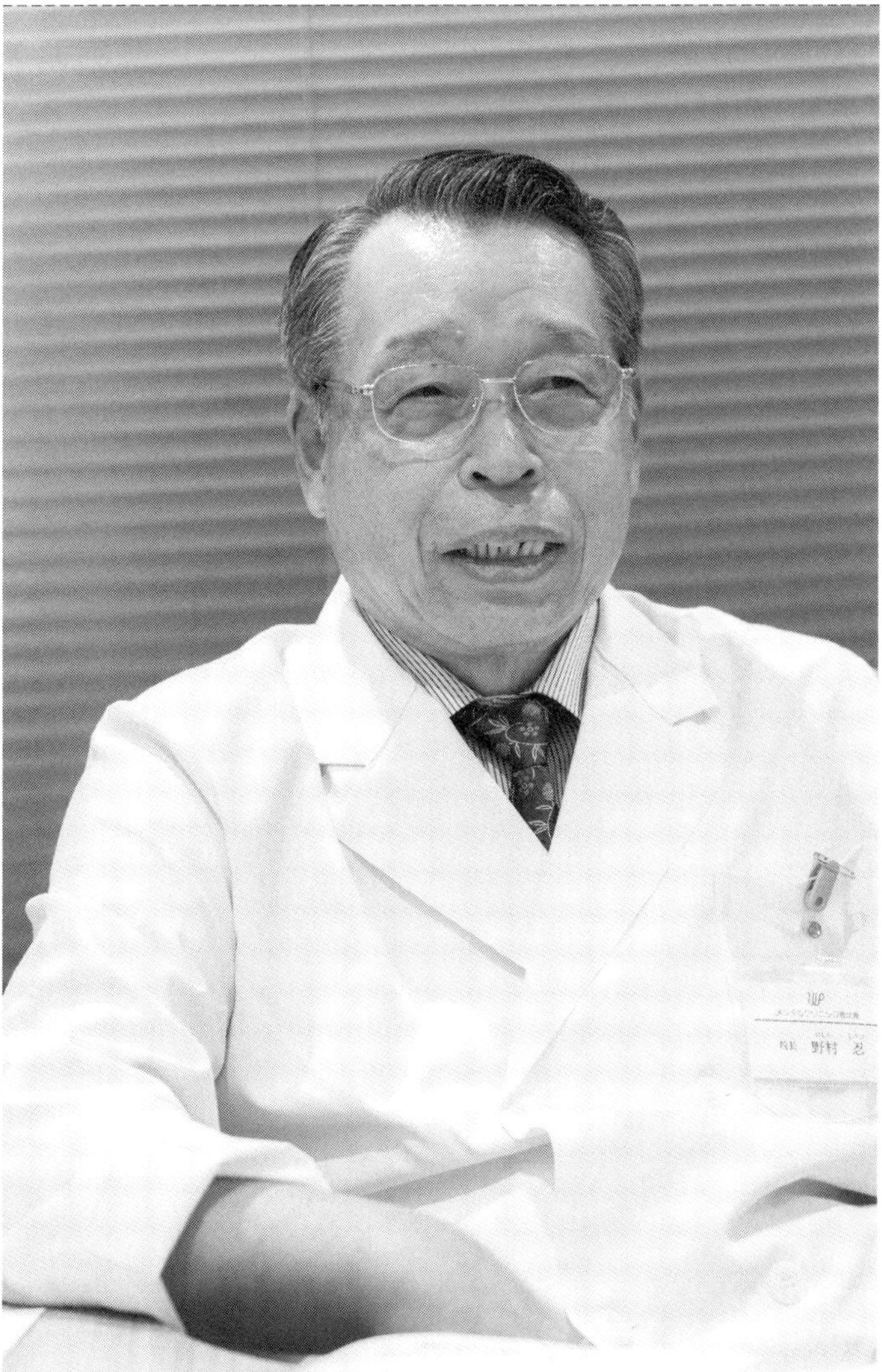

はしているんです。せっかちやったり、イライラするのはやめたいんですよ。「もう気にせんでええ」って思えたらええのにって思う。小中学校の頃から気に入らんことは多かったような気はしますし、親父もそうだった。最近、親父に似てきたなと思うのも嫌なんです。

野村　こうしたテストをきっかけに、ちょっと自分を振り返ることができるんですね。自分は「こんなんだったかな」とか「このとおりや」とか、その程度でもいいので、時々、自分のことを客観的に見ることが大事なんです。

木村　そうですね。なるほどね。

野村　場面によっても、人は違いますしね。たとえば仕事のときと家庭にいるとき、人柄が変わるのは珍しいことではないですし。

木村　ああそうか、性格変わる人もいるもんな。

野村　たとえば会社の中では、役職についていて部下に厳しく言わなきゃいけないという人もいるでしょう。

木村　会社ではガミガミ言わなきゃいけないけど、家に帰ると若い奥さんに甘えて。知らんけど（笑）。プライベートはプライベートでバランス取れたらいいわけですよね。

野村　そうそう。人のベースはだいたい同じなんですけど、場面によって多少デコボコというか、何が強くでるかが変わることはあります。それを自分でわかっているということが大事なんです。

COLUMN 1

野村先生、教えて！

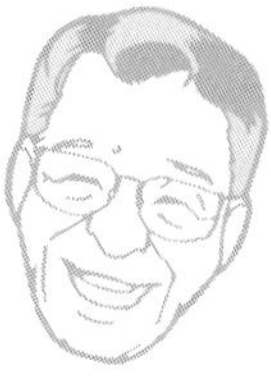

エゴグラム

『エゴグラム』は、アメリカの精神分析医エリック・バーンが提唱した「交流分析」という心理学理論をベースにした性格診断です。

人には大きく分けて「**親**（P）」「**成人**（A）」「**子ども**（C）」という**3つの自我状態**があり、さらに、「P」と「C」をそれぞれ2つに分類し、**5つの自我状態の尺度でその人の個性を見ていきます。**どれが高いと優秀で、どれが低いと劣っているというものではありません。

簡単ですが、それぞれの自我状態が示すものと、結果の見方を以下にまとめました。エゴグラムはインターネットでも受けることができます。なかには怪しげなものもありますが、自分を知る助けになるので、興味のある方は試してみてください。

得点が高い	自我状態	得点が低い
責任感が強い、義理堅い 秩序を守る 権威的、支配的	CP／ 批判的な親	おっとりしている 枠にとらわれない、ルーズ、適当 友好的、こだわらない、他者を批判しない
思いやりがある、人に甘い 親切、世話好き、おせっかい 人に共感する、同情しすぎる	NP／ 養育的な親	思いやりに欠ける さっぱりしている、人間関係が薄い マイペース、人に共感しない
理性的、論理的、打算的 人間味に欠ける、冷たい 冷静沈着	A／大人	主観に頼りがち、計画性の欠如 人間味がある、お人好し、純朴 パニくりやすい
自由奔放、自己中心的 好奇心旺盛、衝動的、感情的 活発で積極的、創造性豊か	FC／ 自由な子ども	大人しい、控えめ 面白みがない、感情的にならない 元気が足りない、自己表現が苦手
協調性がある、遠慮がち 素直、従順、自分の意見が言えない がまん強い、依存心が強い	AC／ 順応した子ども	マイペース、自主性に富む、協調性に欠ける 自分勝手、人の意見を聞かない 積極的で活発、妥協しない

（参考：東京大学医学部心療内科TEG研究会編『新版TEGII 活用事例集』（金子書房）

PART

2

キム兄、こころと体について聞く

こころと体の不調、どっちが先に出るの？

40歳過ぎると、なんか調子悪いことなりますよね？

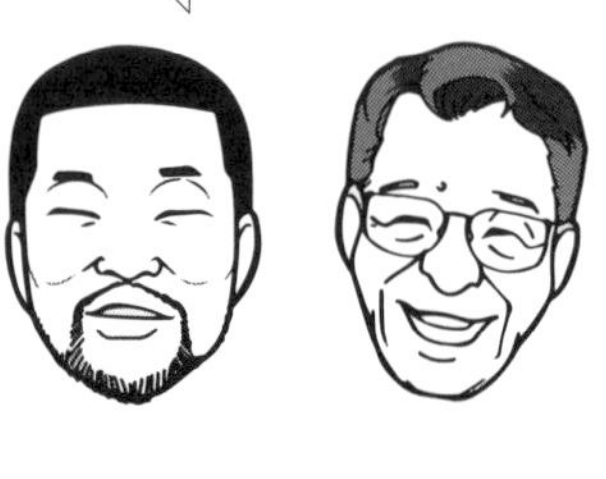

精神科と心療内科の違い

木村　40歳を過ぎると痛風もでるし尿酸値も高くなるし、なんか調子悪いことなるじゃないですか。それを厄やって言うたり、更年期だとか言うたりするんですけど、やっぱり精神的な部分も関係があるんですか。

野村　男性の更年期というのも言われていますが、男性の場合、ホルモンバランスの変化は女性ほど急激ではないんですね。むしろ、社会的な立場とか家庭のこととか、**いろいろな悩みが関係して自律神経の調子が悪くなって、体調が悪くなるというケースが多い**と思います。

木村　自分で調子悪いとわかってても、何科に行ったらいいんかわからないというのはあるんじゃないですかね。

野村　だいたいは、体の調子が悪いと内科を受診して、そこで異常がないという場合に、心の問題を疑って精神科を受診するケースが多いですね。

木村　精神科って言われると、ちょっと心配になりますよね。

野村　精神科と心療内科の違いを、木村さんはどう理解していますか？

木村　「心療内科」は自分から行くイメージで、「精神科」は他人に行かされるような気がします。

野村　わかりやすく言うと、**精神科は統合失調症やうつ病など精神的な病気を診るところ**です。一方で**体に症状が出た場合は心療内科が診る**という、一応の線引きがあるんです。

木村　心療内科は、気持ちというよりは体の症状を診る？

野村　心と体は表裏一体で、不安や緊張から筋肉が凝って肩こりになったり、あるいは心臓がドキドキしたりとか、おなかを壊したりとかね。そういう体の病気を診るのが心療内科なんですね。ただ、**ストレスを取り除かないと体の病気は治らない**。そういう人をなんとか治療しようというところから心療内科ははじまったんです。

木村　精神科の中に心療内科があるわけじゃないんですね。

野村　全然、別のものです。ただ、いまはちょっとごっちゃになって、境目があいまいになっていますけど。

木村　症状が体に出たときに診るから、心療〝内科〟、なんですね。

野村　体の治療プラス心理療法、精神的な治療もする、というのが心療内科のスタイルですね。

木村　精神科は頭の中だけしか診ないんですか。

野村　精神科も心理療法や精神療法をやればいいのですが、いまは投薬が治療の中心ですよね。僕のクリニックに通っている患者さんの中にも以前、精神科に通っていたという方がいますが、診察時間20秒だって言っていました。あいさつをして、「はい、薬」でおしまい、だと。

木村　心療内科は話を聞いてくれるっていうイメージがあります。

野村　そうですね。うちは患者さんの話をよく聞くというのをモットーにしていますので、初診の人で30分から1時間、2回目以降も15分以上は話を聞いて、必要であればさらにカウンセリングをして、って感じですね。

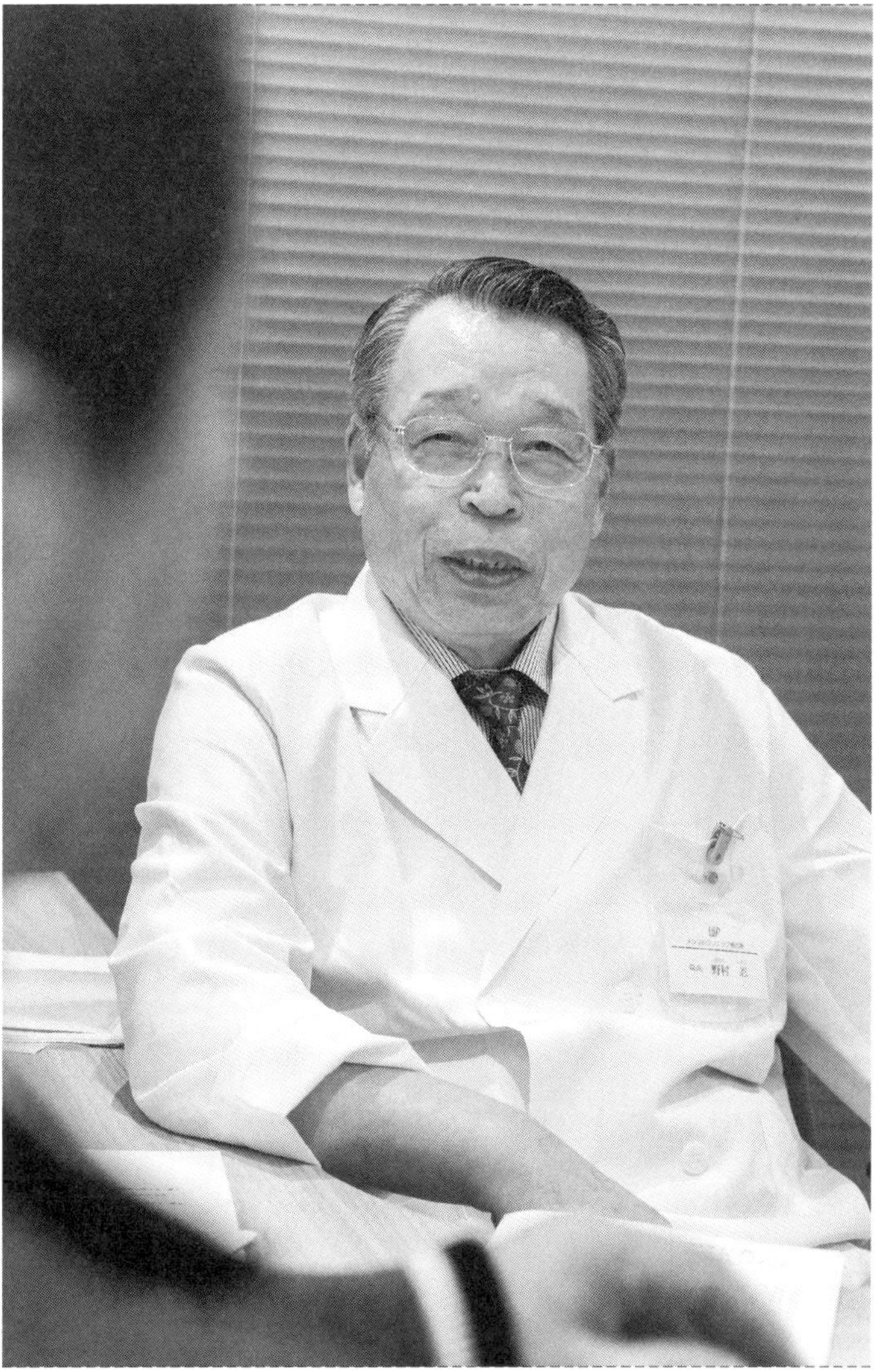

木村　みなさん、だんだん楽になっていかはるんですか？

野村　そう思って、診察していますけどね。

木村　患者さんが来なくて、先生がヒマになるのが一番ですよね。

単なる不安とうつ病の違い

木村　でも、どこまでしんどかったら心療内科にかかったほうがいいとか、わからないですよね。

野村　心の病気はわかりにくいですからね。どこまで落ち込んだらうつ病か、線引きは難しい。誰だって何かあれば落ち込むし、調子も悪くなる。でも、しばらくすると、気持ちが持ち上がってきて、回復するわけですから。

木村　そうですね。

野村　誰でも不安は持っているわけです。たとえば、「明日地震が起こるんじゃないか」という不安を抱いていたとします。でも、そう思っても別に普通に生活できればいい。でも、不安があるために学校や仕事に行けないとか、仕事でミスばかりしてしまう、パフォーマンスが上がらないなど、社会生活に支障が出ると、なんとかしようということになりますよね。

木村 うつ病になると、具体的にどうなるんですか？

野村 全体的なエネルギーレベルが下がってきますから、まず**意欲がなくなって、やる気がなくなります。**仕事ができないとか、家でじっと引きこもっているとか。あと、**眠れない、食欲がわかない**というのは必ず出る症状です。

木村 だからあれか。好き嫌いがあるのが単に偏食で、全然食べへんのが病気。

野村 好き嫌いは別にいいんですよ。だけど、何食べてもおいしくないとか食べたくないとかいうことになると、やっぱりちょっと状態はよくない。

木村 なんでも食べるのは一番健康でしょう？　肥満はあかんけど。

野村 ただ、ストレス解消でバーッと食べて、おなかいっぱいになるとちょっと落ち着くじゃないですか。それを繰り返していると過食になってしまいます。

木村 そうか。「野球は見に行くけど、サッカーは嫌い」でもいいわけですよね。どこも行きたくないのがよくない。

野村 そういうことです。**社会生活にちょっと支障が出たら要注意**ということでね。

木村 人と会いたくないとかね。

野村　前は人と会うのが楽しかったけど、最近はもう会いたくないとか、以前は野球が好きだったけど、最近は見たくないとかね。ゴルフに毎週行っていたのに行かなくなったとか。そういう変化が著しいと、やっぱりうつが疑われますね。

木村　「今日はなんだか、嫌」は別にいいんですよね。

野村　それはいいんです。そのときの気分ですから。

木村　でも、「そういえばこの2カ月出かけてない」とかはちょっとまずいですね。

野村　そうですね。不安感や緊張、過敏といった心の反応が強く、ネガティブなことばかり考えてしまい日常生活が送れなくなっている。加えて、胃の痛みや倦怠感、動悸やめまい、肩こりといった体の不調もある。こうした状態があっても、**2週間以内に立ち上がれたら、まぁ、大丈夫。ただ、それ以上続くようだったら、すぐに受診してほしい**ですね。

痛みとうつ、どちらが先か？

木村　心と体は表裏一体っておっしゃいましたけど、どっちが先なんですかね？　たとえば腰痛とか肩こりからうつになるのか、うつだから体が痛むのか。

野村　慢性的な痛みを抱えていると気分がどうしても落ち込んでしまうし、同時にうつになると身体感覚がちょっと敏感になるとも言われています。

木村　両方か。

野村　そもそも、痛みというのは、自分の体を守るために必要な感覚、防御反応なんです。たとえば、「痛い！」と感じなければ、針が刺さっても気づかず、傷口はどんどん悪くなってしまいます。痛みを感じることによって害を取り除くことができるわけで、痛みは生体防御のシステムなんです。

木村　なるほど。

野村　ただ、痛みがあると気になりますから、意識が集中してしまい、さらに痛みを強く感じてしまう。最初は誰にでもあるような、筋肉のコリや体の痛みだったかもしれません。でも、それを気にして落ち込んでいくと、さらに強く痛みを感じる。そういう悪循環を起こすんですね。

木村　余計、痛なるのか。

野村　こうした、**はっきりした原因がなくて痛みだけがずっと続く病気を「慢性疼痛」**と呼ぶのですが、それは心理的なことが影響していると言われます。作家の夏樹静子さんも、一時、腰痛がひどくて椅子に座れなくなり、ベッドに横たわって小説を書いていたそうです。いろいろな治療を受けるのだけれど、原因はわからず、一向によくならない。それを『腰痛放浪記 椅子がこわい』（新潮文庫）という体験記にまとめていますが、腰痛は期待される作品が書けないという心の悩みを痛みに振り替えた「転換性障害」だったと、自身で解説していました。

木村 そうなると、体だけでなく精神面、両側から治さないといけないですね。

野村 ただ、身体症状はわかりやすいのですが、精神的な不調は、「たまたま最近、調子が悪いな」「気分がすぐれない」というレベルから、「何もできない」というレベルまで幅があり、加えて、その変化は徐々にくるので自分でもわかりにくいんですね。

木村 やっぱり、身近な人へ相談するとか。

野村 そうなんです。周りの人がその人の様子を見て、「前と比べて、最近ちょっと調子悪いんじゃないの？」と言われたら、その時点でどこかに相談しに行くなどしたほうがいいですよね。

木村 漫画にしはった人もいましたね。『ツレがうつになりまして』（細川貂々・幻冬舎）でしたっけ。旦那さんが奥さんに「じつは会社に行きたくない」って告白して、奥さんが「おかしい！」と思って病院に連れて行ったらうつでした、って。

野村　話をする、悩みを相談するだけでも意味があるんですよ。自分一人で考えていると、堂々めぐりをしちゃって、前に進めないということがありますよね。そういうときに**誰かに相談すると、多少整理ができて、こういうふうに考えればいいんだ、というのがわかってくる。**それが心理療法とかカウンセリングという方法ですね。

木村　先生のところに来る患者さんで話したいだけというか、そういう人もいますか？

野村　いますよ。とにかくワーッてしゃべれば、スッキリするみたいな。聞いてるほうは大変ですけど。

木村　やっぱり大変ですか？

野村　だって、世の男性は奥さんから愚痴を延々聞かされると「まぁまぁ」と思いますよね。

木村　それは僕、大丈夫です。友達にでも誰でも、愚痴をこぼしたりとか、ある程度したほうがええんかな。日本人、がまんしがちで頑張りすぎなんですかね。外国人はストレス少ないんかなぁ。だって、ゴルフって、イギリス人が杖ひっくり返して奥さんの悪口言いながら石コンコンコンコンしたのがはじまりやって。何が紳士の国やねん、みたいなことなんですって。

野村　（笑）

木村　バーバーとか理髪店、理容院なんかはそうですよね。男ばっかりでしゃべりに行くみたいな。そういう場所が減ったというのもあるのかしら。

野村　木村さんも、後輩の方に相談とか受けるんじゃないですか。

木村　ありますよ。ありますけど、「そんな影響ないんちゃうか」「そこまで思わんでも」と答えることが多いのかな。人との諍いで「こんなん言われた」とか「こんなんされた」とかなると、事実は確認して、直接の解決法は導き出さなあかんのかなと思うけど。ほとんどの場合、思い込みやったりね。聞くことで半分ぐらいは終わってるみたいな感じもするから。

野村　そうですよね。

木村　多くは時間が解決するやろうから、「また聞くわ」とかね。

野村　悩んでいる人、落ち込んでいる人にとって、まず「話をする」ということが大事なので、聞いてあげるというのはとても大切です。ただ、気をつけたいこともあって。よく、うつ病で落ち込んでいる人に「頑張れ」って言っちゃいけないって言いますよね。

木村　はい。

野村　それはなぜかというと、うつ病の人は頑張って頑張ってやってきて、その果てに「こうなってしまった」という人が多いんですね。そういう人に「頑張れ」と言っても、追い込むだけ。努力が足りないと言われたように感じる人もいれば、「自分はこんなに頑張っているのにわかってくれていない」と孤独感を抱く人もいる。だんだん回復してきて、もう一回社会に復帰して頑張ろうという段階の人に、「頑張って」と後押しするのは大事なんですけど、やみくもに「頑張れ」「頑張れ」というのは、逆効果になることもあるんです。

心療内科には将棋盤が必要

木村　患者さんはやっぱりみんな、話す人ばっかりですか？

野村　大体が話を聞いてほしいという方たちが多いですよ。

木村　ああ、それやったらね。「あんまりそこは言いたくない」となったら困りますもんね。

野村　でも全然、しゃべりたくないという人もいるんですよ。家族が連れてきたというケースが多いですけど。

木村　ああ、そうか。

野村　自分の意思ではなく、いやいや来た人は治療もけっこう難しいです。何もしゃべらないから。

木村　何からしゃべるんですか？

野村　なんとか、その人の気持ちをうまくつかまえるんですよ。とにかく、何か困っているることがあるわけですからね。しゃべらないけど、何に困っているかをこちらがキャッチして、話を向けていくと「じつは」と話がはじまったりします。

木村　若い頃は困ったでしょう、先生。

野村　もちろん、それはそうです。経験を積むまではなかなか大変です。話題を作るだけでもけっこう大変ですよね。親に連れて来られた子どもが一番難しいですよね。子どもは何もしゃべらなくて、親だけが一方的にワーッとしゃべったりして。

木村　「ちょっとお母さん、出ていってください」と。

野村　そう、親には出ていってもらってね。僕がやったのは、その子が将棋好きだというから、「じゃあ将棋をやろうか」とかいって、パチパチやっていて、そうしたらポツポツしゃべりだして。そのうちに、「これはいい手だ」とか言い出してね。それをきっかけにしてコミュニケーションをとっていきましたね。

木村　心療内科は将棋盤も置いてなあかん。

野村　それから、「**箱庭療法**」をすることもあります。箱庭におもちゃがいっぱいあって、自分の好きなように並べてもらうという治療法で、それをやりながら話をしてもらうんです。

木村　そんなんもあるんですか。

野村　「**箱庭療法**」は、**無意識に作ったものに潜在意識が表れる**という考えから確立された治療法で、子どもなど自分のことをうまく言語化できない人に有効ですし、同時に自分で意識されていない気持ちが表現されるんですね。そのほかにも、絵を描く絵画療法や粘土を使ってものを作ったり、自分の思っていることを人形に託して表現したり、いろいろな方法があります。遊び感覚でできますし、感情を表現する練習にもなり治療としても役に立つんです。

木村　僕らがやっている大喜利とかも、遊び感覚でおもしろい答えを出すんですが、考え方としていろいろ傾向が出るんですよね。

野村　あれは脚本があるわけじゃないんですね？

木村　自分で考えます。問題も自分たちで考える場合があります。

野村　うまい答えを見つければいいけど、みんなを驚かすにはなかなか難しいよね。

木村　そうですね。まったくできへんタイプの人もいますからね。ちょっと特殊ですよね。

芸人も悩む、人間関係

木村　先生のところに来られる患者さんは、どんな悩みで来るんですか。

野村　多いのは、やはり仕事の関係ですね。仕事が合わないとか、残業が続いていて過重労働とか。でも、一番は**人間関係**ですね。上司からきつく当たられているとか、パワハラやセクハラでダメージを受けてしまったという方もいます。

木村　人間関係か。僕は子どもの頃から、友だちとケンカも何もしてへんのに、「なんかここのとこ嫌やな」とか、ありました。でも、いつのまにか自然になくなったりする。コンビでも、ものすごいあるんですよ、あかん時期が。もう、そいつのカバン見ただけで腹立つ！みたいな。これは、コンビをやったことない人には説明のしようがないんですけど。

野村　ああ、そうですか。

木村　「何、鼻歌歌うとんねん」とか、みんな言うてます。もちろん、仲いいコンビもいますよ。いますけど、きっかけもなく仲悪なったりする時期が絶対あるんですね。芸人仲間には「あいつ腹立つわ〜」と言っているけど、それでも仕事は一緒にしてるから、やっぱり100%嫌いじゃないんですよね。

野村　なるほどね。

木村　で、だんだん、嫌やなっていう気持ちがなくなっていく。長い年月かかることもありますけど。そういう時期がほんまにみんなあるんですよ。ただ、兄弟コンビはそれがないみたいなんですよね。

野村　ああ、そうかそうか。基本的な信頼感がベースにあるから壊れないんでしょうね。

木村　コンビの場合、ほぼネタ考えてるほうが考えてないほうに怒ってますね。

野村　大体そうでしょうね（笑）

木村　逆やったらどうしようもないですけどね。考えへんわ、嫌いやわはあかん。それは解散ですけど、みんなそんなんあるんですよ。オール阪神・巨人さんでもそんな時期があったって言うてはりましたから。「今はもう、嫁はんよりようしゃべるわ。何でも」とか言いますもんね。

野村　なるほど。木村さんはコンビを組んでやった時期もあるんですね？

木村　ちょっとあって、実際自分も「何が小腹すいたじゃ、アホ」とか怒ってました。僕がネタ考えてたんで（笑）。でもまあ、2人に降りかかる、乗り越えなあかん試練みたいなときは、ガチッとタッグを組むんで。

野村　一緒にやって頑張ると。

木村　やっぱりコンビってそういうことかなと思いましたけどね。家族とか夫婦でもそうやし。5～6年前に、「夫婦仲はいい感じや」言うてはった先輩が、この間聞いたら「今、あかんねん」「1人で暮らしたいねん」ってゆうてて。でも実際には、別居もしてはらへんから、そういうことなのかなとかね。

野村　コンビも夫婦も、ずっと長年一緒にいて、お互いのことが必要なんだけど、ちょっと……っていうことはありますよね。基本的にはいい関係を作るというのが一番大事なんです。険悪な仲にまでなっちゃうと大変になるので。

　人間関係で悩まれてる患者さんによく言うのは、「**悪人を作らないほうがいい**」ということですね。どうしても何かあると「お前が悪い」「あいつが失敗したから」とか、誰かが悪いと言い出

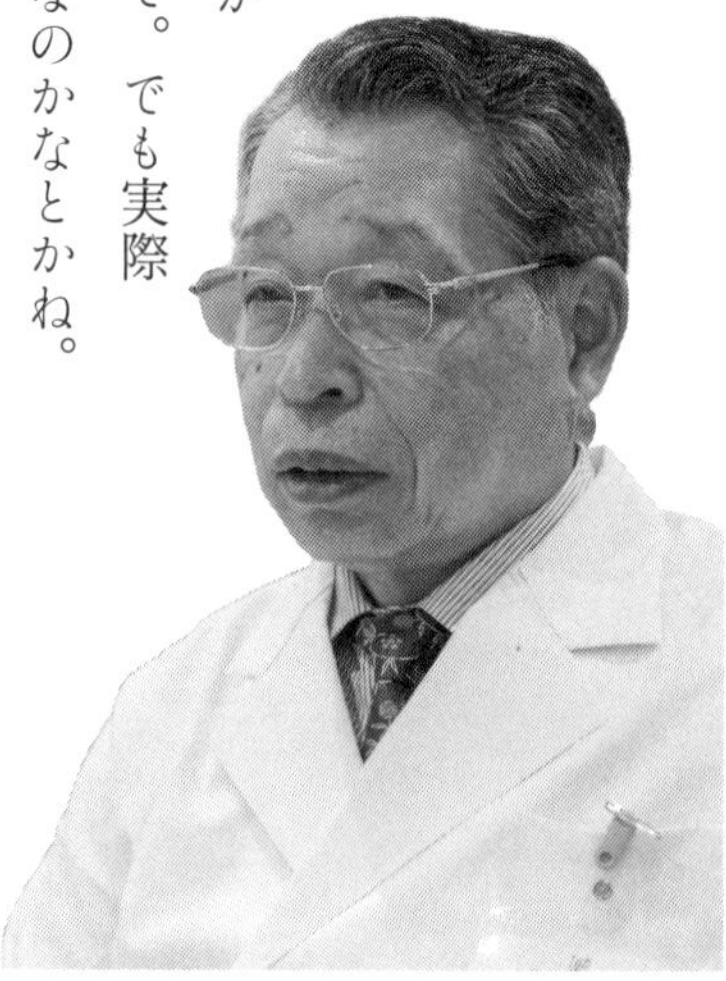

すんです。そうすると、相手も「お前こそ」となってしまって、ますます悪くなるばかりで解決につながらない。**相手が悪いのではなく、二人のコミュニケーションが悪いという考え方にしないとダメ**なんです。誰のせいでもなく、コミュニケーションに問題があるということになると、「もう一回ちゃんと話しましょう」となるし、冷静に話し合えば解決することが多いんです。

木村　僕は、中学時代の野球部で嫌な先輩もいれば、ええ先輩もいたから、好きな人のほうに行ったらええやんというのが備わったような気がします。

野村　相性のいい人というかね。

木村　サラリーマンの方は、それができるのかはわからないですけど。僕は職人をやっていたことがあって、そのときも腕のええ人のところに行くようにしてましたね。最初は性格なんてそんなんわからへんから、この人が一番早く仕事できるなという人のところに教えを請い

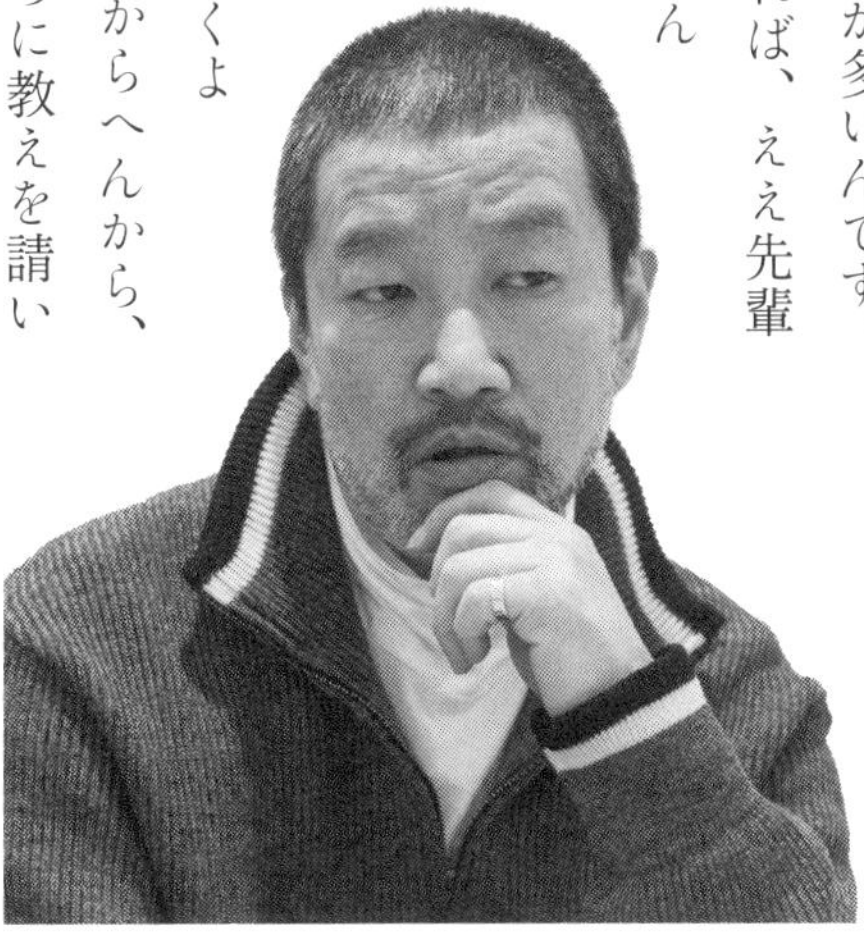

に行って、かわいがってもらいました。
人の話ですけど、やっぱりナンバーワンの人にずっとついて行って、最初は煙たがられたけど、それでも食い下がってついてったら、かわいがられて、ナンバーワンになったっていう人もいました。

野村　そういうナンバーワンになる人というのは、偏屈な人が多くないですか？

木村　その人の場合、仕事で成功したいから人間関係は気にせず、嫌いであろうがなんであろうが仕事のできる人のところに行ったみたいです。もっと言うと、嫌われていた人についたからこそ、自分は嫌われないようにしようという気持ちが芽生えたって。

性格とこころの関係

木村　こういう人はうつ病になりやすいとか、症状が重くなりやすい人とかあるんですか？

野村　やっぱり真面目で几帳面、正直で責任感の強い人は、ストレスをもろに受けてしまいますね。ちょっとアバウトというか、楽天的な人はスルッと逃げちゃう。何か言われてもパッと聞き流せるというのは大事です。

木村　『鈍感力』（集英社文庫）って一時、流行りましたよね。僕、渡辺淳一さんのその本、読んだけど、ほとんどの人はもう持ってるやん、っていう内容でした。この本買うような人らは、みんなもう鈍感力持ってるで、みたいな。

野村　なるほどね。

木村　治療を受けて、性格がガラッと変わらはる患者さんとかいるんですか？

野村　性格はあまり変わらないんですけど、物事の受けとめ方、見方が少しだんだん変わってくる人はいます。「**認知行動療法**」という治療の効果ですね。

木村　どう変わるとよくなったと言うんですか？

野村　ある出来事があって調子が悪くなった場合、その出来事が不調の原因だと考えますよね。でも、認知行動療法では、**出来事をその人がどう捉えたかによって結果が違う**という考え方をするんです。

木村　事実として嫌なことはあったけれど、僕はこう考えよう、ってことですか。

野村　そうそう。暗いほうに考えてしまうと、よりダメージを強く感じてしまうんだけど、見方を少し変えるだけで結果が変わったりもする。大体、誰しも**考え方のクセ**というのがあって、同じイベントに遭遇しても、いいほうに考える人もいるし、悪いほうにばかり考える人がいる。クセに従うと、ルーティンでできるから楽なんですね。楽なんだけど、そこに固まってしまうと、それ以外の発想ができなくなってしまう。だから、認知行動療法は、別の見方、別の考え方ができないかを挙げてみるということをするんです。

木村　僕は、ええように考えますね。車の運転で「だろう運転」と「かもしれない運転」ってありますやん。「だろう運転」がダメで、「かもしれない運転」にしなさいと。「青で渡れるだろう」とか「人は出てこないだろう」ではなくて、「黄色になるかもしれない」「人が飛び出してくるかもしれない」って考えろって。18のとき、免許の教習所でそれ言われて、「言い方やんけ」と思ったんです。「だろう」でも、「黄色に変わるだろう」「人が出てくるだろう」やったらええやん。「出てこないかもしれない」やったらあかんやん、って。

野村　「かもしれない」というのは不安材料を言うわけですよね。「だろう」というのはいいほうに何でも取ろうということで。

木村　僕は「だろう」で考えるんです。初めての人に会っても決して悪い気分にはならないだろうとか、新しいことをするときも失敗しないだろうって。

野村　ポジティブとネガティブだったら、明らかにポジティブですね。

木村　そう、ポジ。今度、若手にコンビ名つけてください言われたら、「ポジティブ・ネ

ガティブ」にしようかな（笑）

野村　それはいいですね。

木村　あと、こいつらは！って思ったコンビには、「つかまり立ち」っていう名前をつけたろう、って思っているんです。つかまり立ちって人生におけるほんの一瞬の時期でしょ。「どうも～つかまり立ちです～」って、みんなにかわいがってもらえる。まぁ、それはそれとして、何の話でしたっけ？

野村　ポジティブに考えたほうがいい、という話ですね。

木村　僕、スポーツを見てるときはネガティブやな。負けることを想像しておいて、勝って喜びたい。応援してるほうが勝つ、大丈夫だ、という感じにはならないですね。

野村　阪神ファンは負けるのがうれしいって、言いますよね。

木村　そう言うてはるけどね。負け惜しみですよね（笑）

野村　（笑）。まぁ、そういう、ネガティブに考えてしまうクセをちょっと変えていこうというのが認知行動療法なわけです。

木村　ある出来事や人のせいにしていると、あかんみたいなことですか。

野村　たとえば、上司からガツンとやられたときに、「上司のせいでこうなった」と考えてしまうのではなくて、「別の見方はありませんか？」と促してみるんです。「ガツンと言われたけれど、自分にはプラスになった」といった捉え方をすると、それをバネにして「頑張ろう」という考え方もできるようになりますよね。

木村　それはもう、性格が変わったと言っていいほどのことかもしれませんね。考え方が変わることで、よくなるんですもんね。

野村　そういうことですよね。

木村　あるゴルファーの人が言うてましたけど、人間の脳は賢いから、ゴルフをやっていて「あそこに池がある、池がある。嫌やな」と思っていたら、そっちにボールが行ってしまうんだと。だから、池があるなとわかっていたら、「じゃあ、僕はこっちに打とう」と考えるんだそうです。「嫌だな」と思っていたらダメで、池があることを承知して、「だから、こっち」って考えるそうです。やっぱり捉え方ですよね。

野村　そうなんです。あとは、「**外傷体験**」というんですけれど、池にはまったとか、すごい失敗が頭に残っちゃうと、またそうなるんじゃないかと余計に心配してしまう。結果、実際に心配したとおりになってしまうということがあるんですね。

木村　やっぱり、考え方やな。「絶対次は池にはまらへん！」じゃなくて、「この前ははまっ

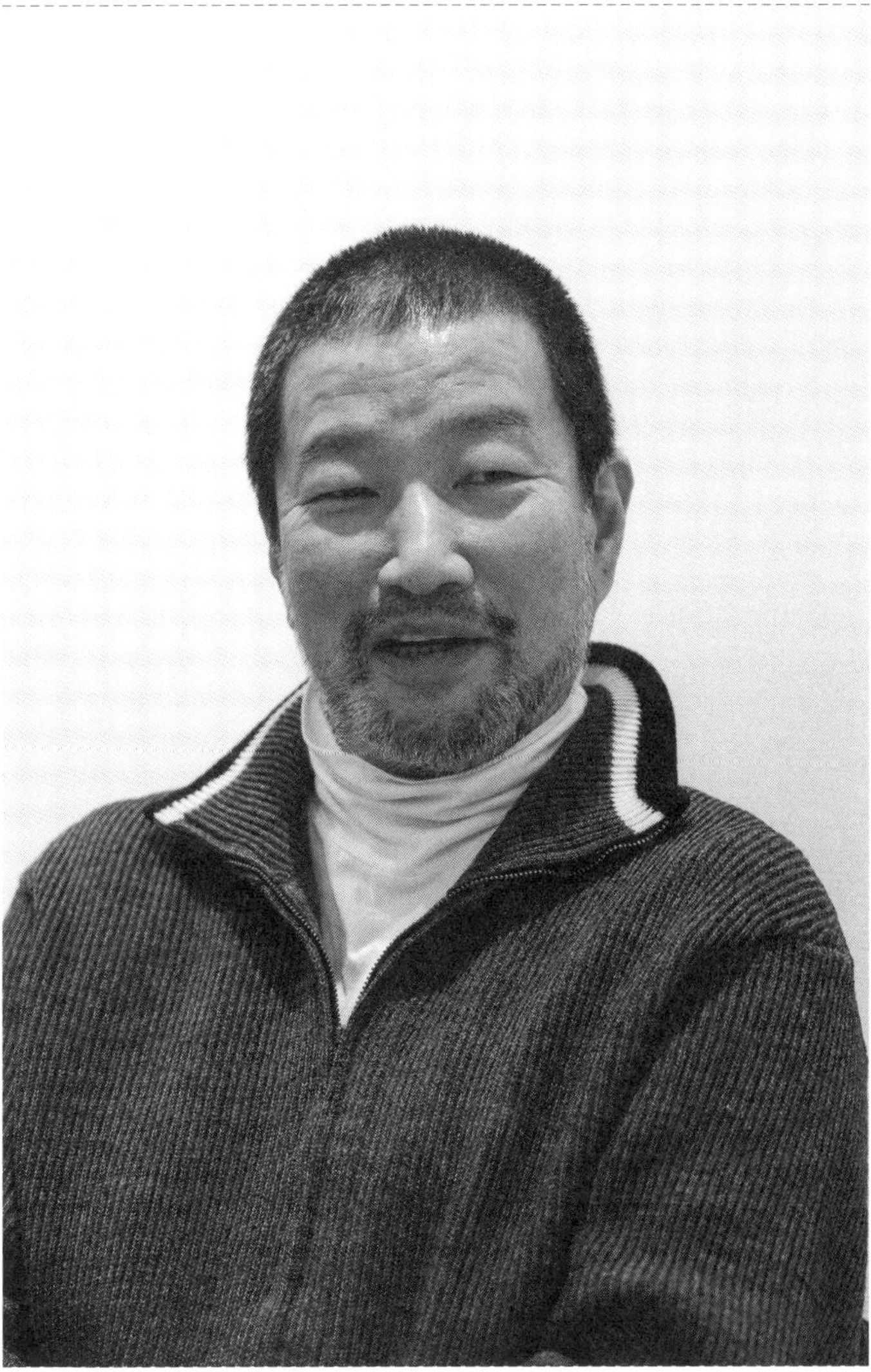

たけど……。

野村　「はまってもいいや」というふうに、少し割り切るといいんです。

木村　嫌な会議があっても、「今日の会議は嫌だけど、明日休みだ」とか、終わったら「デートだ」「飲みに行くんだ」とか考えるのもいいんですかね。捉え方というか、そういう、ごほうびみたい考え方もありますね。

野村　大事ですよ。それは「**学習理論**」という考え方で、ある行動をしていいことがあると、それが身についていくというものです。子どもの場合でも、それを繰り返して、いい行動をどんどん身につけて社会適応がよくなる。ただ、その反対に何かやってまずいことがあると、それが残ってしまうということもあるわけですけど。

木村　早めに楽しみを言うて、熱出す子もいるからな。言うタイミングは人によって違うかもしれませんね。子どもの頃は、遠足の前の日とか熱出たもんな。運動会とか楽しみすぎて、休むまではいかなかったですけど危なかったですね。

認知行動療法とセルフモニタリング

野村　もう少し、認知行動療法についてお話しすると、うつ病の認知療法は保険適応にもなっていて、だいたい3段階、全部で16回のプログラムになっています。その第一段階にやるのが、さっき言った見方を変えてみましょうというのと「**セルフモニタリング**」です。自分のことをモニターする、監視するという治療法で、自分を少し、冷静に振り返ってみましょう、というところからはじめるんです。

木村　自分をどう認知するのかということですよね。

野村　これはアーロン・ベックというアメリカの精神科医がはじめたんですが、彼はうつ病の患者さんが非常に特徴的な考え方をすることに気がついたんです。うつ病の人は物事をすべて悪いほうへ悪いほうへ、悲観的なほうに考えてしまう。「自分は能力がない。ダメだ」「誰も自分のことを理解してくれない」「明日もまた変なことが起きるに違いない」といったふうに、自分に対しても周囲に対しても、将来に対してもネガティブ。そう考えるために、うつがどんどん深くなっていってそこから抜け出せない。彼は、その悲観的な考え方を少し前向きに変えることでうつを治そうと考えて、実際に成功したんです。

木村　それは、たとえば、どうやっていくんですか。

野村　まず本人がどう考えるかを話してもらって、「別の考え方はないですか？」といったふうに尋ね、確信度も聞いていくんです。確信度というのは、たとえばすごい嫌いな上

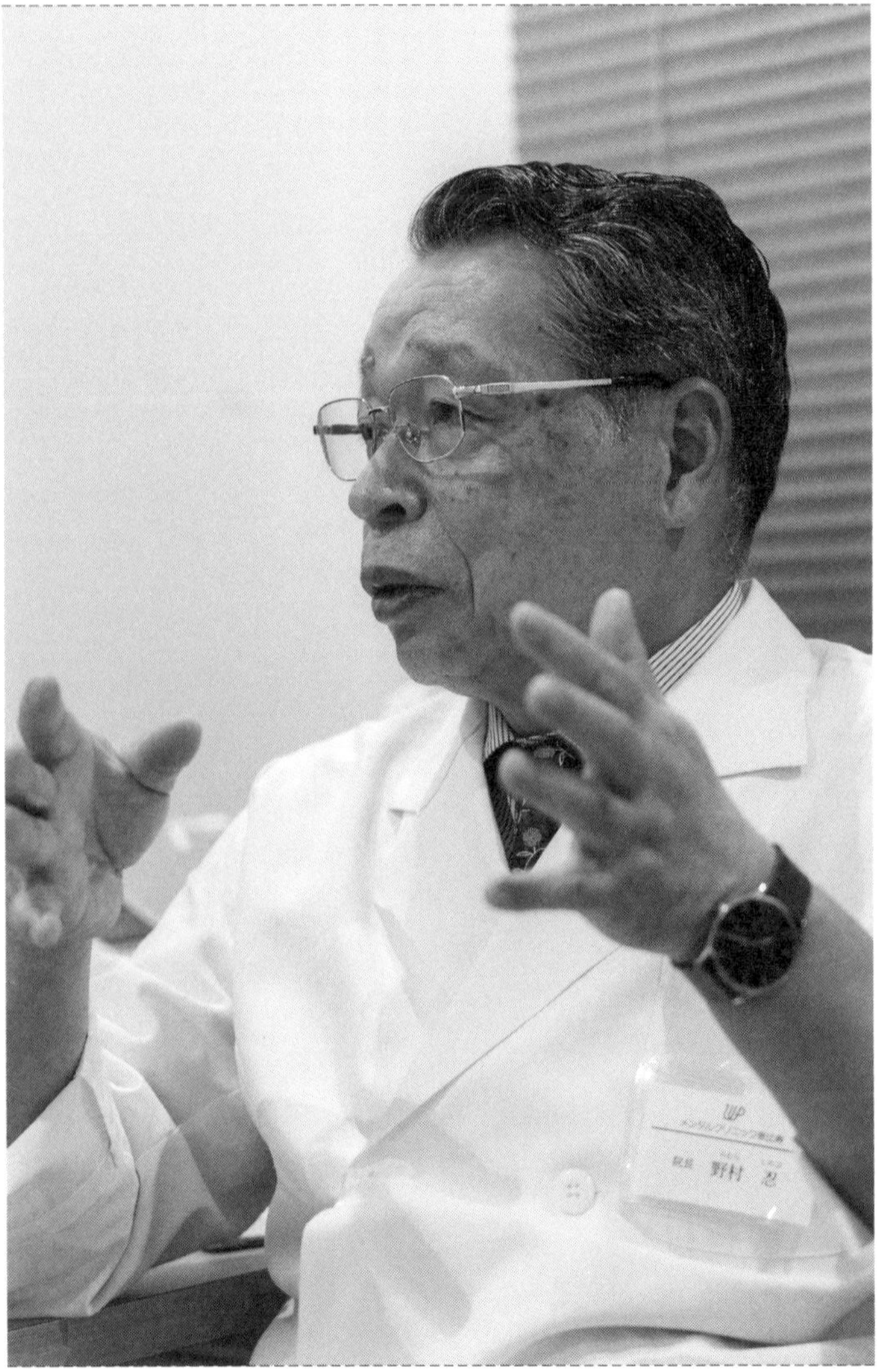

司がいて、それが悩みだという場合、たとえば**100点満点で何点ぐらいの嫌さか、点数をつけてみる**わけです。

今日は60点ぐらいの嫌さだとか、あるときは30点ぐらいだったとか、**点数をつけることが客観的に見る練習になる。**これが「セルフモニタリング」で、自分のことを自分でモニターするという、そういうやり方なんです。

木村　なるほどな。なんとなく嫌！じゃなくて、点数をつけようと思うと、「なぜ嫌なんだろう」とか「どこが一番嫌なんだろう」とか、考えますよね。

野村　で、それを日記につけてもらうんです。そうすると、昨日は100点だったけど、今日は70点だった。あるときは30点だったとか、嫌な感じの程度が数値化され、「なんとかなるときもある」ということもわかる。要するに、冷静に振り返る練習なんです。それをやっていると、だんだんネガティブな考え方ばかりしていた人が、もう少しポジティブな見方もできるようになる。

木村　なるほどね。

野村　これを繰り返していくと、悪いイメージの点数がだんだん低くなってきて、その代わり、もうちょっと別の考え方の確信度が増えてくるんです。

木村　やっぱりその人も助かりたいわけやから、その気持ちがあれば、脈があるんでしょうね。お医者さんに、脈があるというのは変な言い方ですけど（笑）

野村　あるいはさっきの話じゃないけど、いい行動に対しては何か報酬を考えるとかね。これができたらおいしいランチを食べようとか。それを糧にして、どんどんそれを増やしていくというやり方はしますよね。

木村　それは必要ですよね。

野村　そうしないと、つらいときを乗り越えるのは難しいですよね。これを乗り越えれば何かいいことがあるという、それだったら頑張れるわけですよね。

木村　こう言ってはなんですけど、抜き差しならんほどの悩みというのは、そんなにないんじゃないかなとも思うんです。

野村　多くの人が、「どうしようもないんです」「八方ふさがりで」と言いいます。確かに渦中にいる本人にとっては苦しくて仕方がないわけですが、**変えていく方法はある**んですね。

「メンタルが強い」ということ

木村　今、僕ら芸人やタレントは「エゴサーチ」ゆうて、SNSで自分がどう言われてる見るんですね。でも、僕はダメなんですよ。メッチャ気になるから嫌なんです。まったく見ないんですけど、見ても気にならない人もいるんでしょうね。

野村　見てしまうと、気になりますよね。どんなことを書かれているか。

木村　それに返す人もいるし。うちの後輩なんか、朝までツイートでやり合うてるやつとかおるんですよ、中学生と。僕はSNSを見て返すやつ、強いなって思うんですけど、強い／弱いってどういうことなんですかね。痛みに強い人っていますけど、メンタルでもダメージに強いというか、そういうのはあるんですか。

野村　ありますよね。余裕のある人は多少、パンチを食らっても大丈夫だけど、目いっぱいでやっている人は、ポンと軽く押されただけでもガクッとなる、そういうことはありますよね。

木村　もともとの性格からくるんですかね。

野村　それもありますが、うまく乗り越えるというか、問題をクリアすると自信がつきますから、同じようなことが起こっても「大丈夫」と思える。そういう修羅場をくぐってだんだん強くなるということは当然あります。**成功体験の積み重ね**というかね。

木村　でも、あんまり自信を持ちすぎたらあかんのでしょうね。「俺は大丈夫や」ゆうて、具合悪いのにほっとくとか。災いのところにわざわざ突っ込んで行って、あかんようなる人もいますやん。

野村　あまり過信しすぎてもよくないですね。柳はしなやかで、圧力がかかってやんわりと流すことができますよね。でも、鉄骨は衝撃をもろにくらってしまう。いくら頑丈だとしてもダメージはありますから、**真っ向から受けとめる強さより、流せるしなやかさのほうがいい。**

木村　柳と鉄はそうか。柳は意外と手入れが難しいらしいですよ。だから、街路樹からなくなっていって、燃えにくいイチョウが増えたんですって。チコが言うてました。

野村　それ、見ました（笑）。あと、じつは**精神状態には免疫がすごい関係しているん**ですよ。精神神経免疫学という学問の領域があり、昔、面白い実験をしているんです。精神状態がいい人と不安定な人と2つの群に分けて、風邪のウイルスを鼻から垂らす。その後、それぞれ、何パーセントの人が風邪をひいたかを調べたんです。

木村　すごい実験ですね。

野村　今はとてもできない実験ですけどね。結果はというと、やはり精神状態のいい人は、ウイルスを垂らしても風邪をひく人は少なかった。落ち込んでいる人や心理状態が不安定な人は免疫が下がるから、体調を崩しやすいんですね。

木村　やっぱり、気の持ちようは大事なんですね。

COLUMN 2

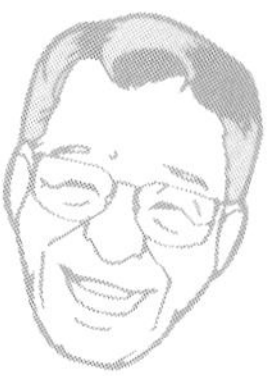

野村先生、教えて！

認知行動療法

認知行動療法は、1970年代にアメリカの精神科医アーロン・ベックが開発した精神療法です。**「認知」とはものの受け取り方や考え方**のことで、うつ病の患者さんはものごとを否定的に捉える傾向があります。こうした**認知の歪みを修正し、ポジティブに考えることで病気を治していこう**というのが認知行動療法です。

この治療法はうつ病だけでなく、不安障害や摂食障害、統合失調症にも効果が認められ、最近では、治療現場だけでなく日常生活の問題にまで応用されるようになりました。

そして、対象者がうつ病患者から一般の人に広がるにつれ、認知行動療法の考え方にも変化が生じています。もともとは考え方のクセを見直して、ポジティブな考え方に変えていこうというものでしたが、考え方をポジティブに修正するだけでなく、**いろいろな見方や考え方があることを認めていく**。そして、**そのときどきで自分に適した考えを採用していこう**という形に変わってきているのです。ネガティブもあればポジティブもある。あるときはこの感情、またあるときはこちらの感情と、**しなやかに感じて受けとめていくことで、ストレスに対応できる**のです。

人はストレス環境にさらされると、あるいは、体やメンタルに不調があると、自分にも将来にも、また周囲に対してもネガティブな思考に陥りやすくなります。

「自分なんか」

「どうせ……」

「……に違いない」

こうした思いに絡め取られそうになったら、一呼吸をおいて、他の見方がないかを考えてみる。多様な考え方を自由に行き来できるようになると、気持ちはずいぶんと楽になります。人間はなかなか変われません。でも、考え方は意外とコントロールができるものなのです。

PART

3

キム兄、ストレスについて考える

ストレスで病気になるの？

「先生、ストレスがたまると、どんな病気になりますか？」

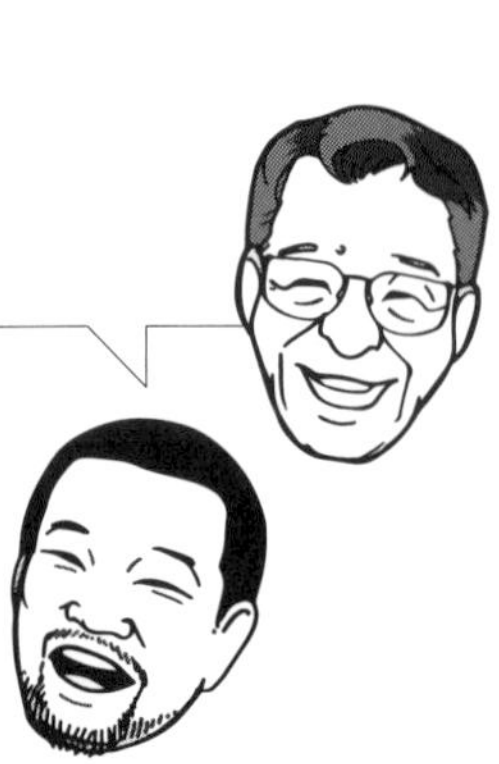

ストレッサーとストレス反応

木村　僕はストレスがたまらないんですよね。心理テストで「怒りが強い」ってでましたけど、ずっと怒っているわけじゃないですし、自分では楽観的とは思ってるんですけども。

野村　一口にストレスと言ってもいろんなものがあって、たとえば誰かから怒られてストレスだというのもあるし、自分の中でモヤモヤしてというストレスありますよね。ストレスの原因を「**ストレッサー**」と言いますが、ストレッサーがどのぐらいあるか、そして、ストレスによってどうなるかという「**ストレス反応**」も見ないとなんとも言えないところはありますね。

木村　ストレスからくる不安や緊張で体に症状が出るってお話でしたけど、ストレスでいつもと違う行動しちゃうこともありますよね。

野村　ストレス反応には3つあって、まずひとつが「**行動反応**」です。ストレスのせいで、**お酒やたばこの量が増える、暴飲暴食をしてしまう**、というもの。もうひとつが「**心理反応**」で、**悲しくなったり、苦しくなったり、落ち込んだり緊張や不安を抱える**というもの。そして、3つ目が「**身体反応**」です。

木村　身体反応にはどんなものがあるんですか？

野村　代表的なのは、やっぱり**胃潰瘍**ですね。いろんなストレスがあり、どうしようもなくなってあれこれやっているうちに、おなかの調子が悪くなって潰瘍になってしまう。ストレス潰瘍と言ったりします。

木村　胃か。なるほどね。

野村　胃潰瘍って簡単になるんですよ。ネズミを板に縛っておいて、水にズブズブッと浸けると、胃から出血して胃潰瘍になってしまう。ネズミは動き回る習性があって縛られるだけですごいストレス。そのうえ、水に浸けられて二重のストレスがかかるんです。人間でも、どうしようもないストレスにある期間さらされると、胃に潰瘍ができてしまいます。

木村　拷問とかで、そんなんありましたもんね。精神的にダメージを加えるみたいな。

野村　胃だけではありません。ストレスがかかると自律神経の交感神経が活性化するので、心拍数が上がり血圧も上昇する。心臓に負担がかかりますから、高血圧や心臓病のリスクが高まる。あとは腸ですよね。緊張するとおなかがゴロゴロするとか誰でもありますが、ひどくなると過敏性腸症候群という診断名がつきます。

木村　暴飲暴食してしまうと、腸に影響はありますよね。

野村　お酒をいっぱい飲んだり、激辛や甘いものを一気に食べるというのは、ストレスによる行動反応で、そのときはスッキリするから、一時的なストレス解消にはなります。ただ、それが習慣になってしまうと、内臓にダメージが出る場合はありますよね。

木村　太ったら高血圧になるし、糖尿にもなるし。精神的なことが原因で糖尿病になることもあるんですか？

野村　糖尿病というのはもともとなりやすい体質というのがベースにあって、それプラス、暴飲暴食とかお酒の飲みすぎが加わると発症するという考え方なんです。だから、治療は投薬もしますが、一番大事なのは食事療法で、決められたカロリーを規則的に摂ること。それから、運動して摂取したカロリーをうまく消費する。太らないようにするというのが一番大事です。

木村　体の病気で体に症状が出ている場合もありますよね。

野村　胃潰瘍だったら胃カメラでのぞいて潰瘍があるかないか調べますし、高血圧だったら血圧を測る。体の症状は基準がクリアですし、その不調に対しては手当ができます。でも、症状がよくなっても、心に原因があれば、また不調が出てきます。

木村　なるほど。体の不調は病院に行って治療はできるけれど、心のほうの根本的な問題が解決していないから再発してしまう。

野村　心療内科では、たとえば、木村さんにもやっていただいたＣＭＩをやるなどして、体の症状と精神的な症状の両方を見て、ともに出ていればそれは関係しているだろうと考える。あるいは、非常に嫌なことがあり、そのあと、調子が悪くなったという時間的つながりがあれば、確かにその出来事が原因で、症状としてでているのだろうと考えていきます。

木村　原因と症状が重要なんやな。

野村　ストレス反応は行動反応、身体反応、心理反応の３つあり、どこにどれだけ強く出るのかは人によって違います。自分はストレスがかかるとどこに反応が出るのかを知っておくことが大切ですね。

「ライフイベント」と「デイリーハッスル」

野村　ストレスが多いと病気になりやすいというのは、データでも証明されているんですよ。「社会的再適応評価尺度」と呼ばれるもので、アメリカの社会学者ホームズと内科医のレイという人がまとめたものです。彼らは**人生での出来事「ライフイベント」**が何点ぐらいのダメージなのというのをアンケート調査して、その平均点を出したんです。出来事の衝撃度によってダメージはだいぶ違っているし、意外なことがストレスになったりもする。たとえば「結婚」は人生最良の日とか言われますが、生活は大きく変わりますし、結婚式の盛り上がりから日常生活に戻るギャップもあり、「50点」という平均点がつけられている。41位の**「休暇」も楽しいことのはずなのですが、ストレスになる**んですね。

木村　休暇で旅行に行ったとき、税関を通るとか、列車内にこんなやつがいたとか、食事処でこうだとか、細かいのはありますけど、夜になったら忘れてしまうけどなぁ。親はよう「家が一番ええ」って言うてたけど俺はないな。休暇はメッチャ楽しみやし、旅行も「行けてよかったな」って思いますけど。

野村　あくまでも平均値なのと、アメリカでの調査なので、文化的背景として日本人にそのまま使えるのかというのはあります。でも、**一番大きなダメージとされているのが配偶**

者の死で、たとえば、奥さんが急に亡くなったとなったら、それはやっぱり、ものすごいストレスですよね。

木村　うわ。それはあかんわ。考えられないです。

野村　これは非常に大きな出来事だから、100点がつけられています。さらに、彼らはライフイベントの経験値によって病気になる確率がどのぐらい変わるかという研究を、アメリカの空母乗組員3000人を対象に行ったんです。航海に出ると1年間、艦内での生活になりますから、みな、生活条件が一緒になるので、比較するのに都合がよかったんですね。すると、やっぱりライフイベントを経験した人のほうが病気になる確率が高かった。

木村　ストレスと病気は、明らかに関係ある、と。

野村　病気と言っても風邪をひいたとかおなかが痛いとか、そういうことも含めてですけどね。ただ、人生における大きな出来事のショック度は強いんですけれども、めったに経験しないこともある。奥さんが死ぬというのは、何度もあることではないですしね。そうした一大事だけでなく、毎日の生活で小さなストレスを積み重ねていくことでも病気になると言った人もいるんです。アメリカの心理学者ラザルスが提唱したもので、「**デイリーハッスル**」と呼ばれています。

木村　デイリーハッスル。

野村　たとえば、嫌な社長の顔を見ると気分が悪くなるというのは、小さなストレスだけれど、毎日毎日、積み重なるとだんだん大きなストレスになる、ということです。ストレスの原因は、突然起こる大きな出来事「ライフイベント」と、**毎日の積み重ね**「デイリーハッスル」があるわけです。

木村　僕はでも、どうなんやろな。あんま、ストレスは感じないようにはなってきたんですけど。

野村　認知の仕方は人それぞれですからね。大変なことを「大変だ！」と受けとめる人がいれば、「こんなのたいしたことない」と思う人もいますから。

木村　スポーツ選手や野球の監督とか、負け続けるとよく胃が痛いって言いますよね。スポーツ選手もメンタルが大事ってよく言います。

野村　最近ではスポーツ選手も必ず体のトレーナーとメンタルのトレーナーと両方つけていますよね。

木村　そうですよね。「負けたらどうしよう」という気持ちを乗り越えないといかんから。ボクサーなんか、試合前は逃げたくなるって言いますからね。

野村　それはそうですよね。ボクシングはひどい減量をしますからね。それで参っているうえに、試合のプレッシャーも加わる。

木村　あ、僕も、ワンマンのライブのときは「帰りたいな」思います。

野村　そうですか（笑）

木村　ほんま、舞台袖であるんです。出たないなって。僕だけでなく、みんなですよ。ミュージシャンでちょいちょい、突然、ライブを中止にする人いるじゃないですか。そういう人は、ただ、「出たない」って帰っちゃったんじゃないかなって、勝手に思ってるんですけど。

野村　ライブの前、どういう不調が出ますか？

木村　不調じゃないですけど、「嫌やな」っていう感じです。

野村　そういうときは自分でどうやってコントロールしますか？

木村　「嫌やな」って思いながら、出てしまえば大丈夫っていうのもわかってるんです。その経験で行くしかないという感じですかね。ほんまに嫌なんですけど、今まで休むことはなかったので、まあまあ一歩踏み出せたんやなとは思いますけど。そういうときは、漫才は相方がいるからええなと思いますけどね。

野村　なるほどね。

木村　ひとりだと全然やりたないときがあるんです。日によって、人に見られたいときと見られたないときもあるし。いつもはひとりでご飯行けるけど、今日はなんか嫌やとかね。そんなんってありますね。それは別に異常じゃないでしょう？

野村　普通ですよ。誰でもそうです。木村さんは、そういうストレスとか悩みというのは、誰かに相談されたりしますか？

木村　妻には何でも言います。

野村　奥さんは話をよく聞いてくれますか？

木村　ええ。お互いそうですね。あと、先輩に何人かしゃべれる人がいて、後輩にも、ひとりかふたり、なんでも話せるヤツはいます。

野村　それはいいですね。心理学で「**ソーシャルサポート**」と言

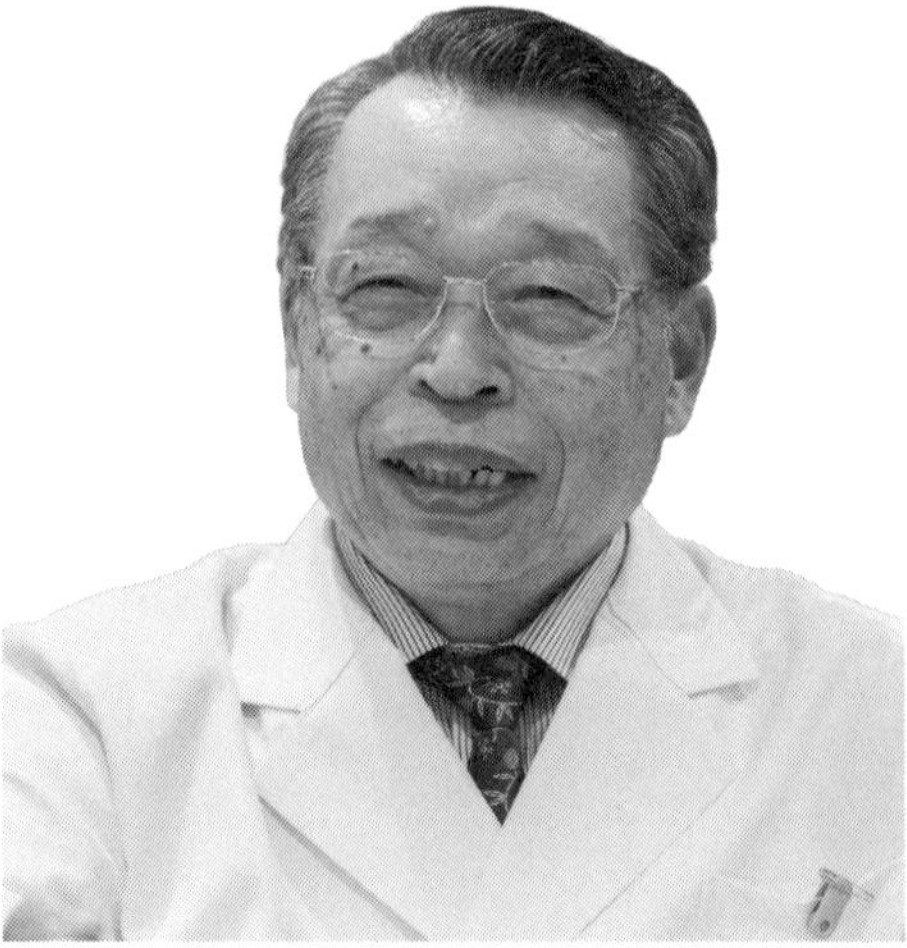

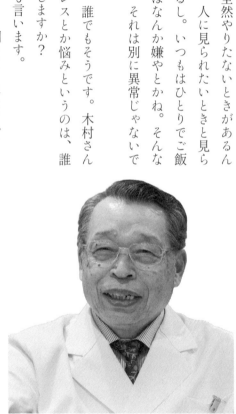

うのですが、相談相手、頼りにできる人がいるというのはすごく重要なんです。何かあったとき、「あの人に相談すれば大丈夫」「助けてくれる人がいる」という期待があると、ストレスの受けとめ方、反応の出方が変わるんです。**他人の援助があるという安心感はストレスを弱める働きがある**んですよ。

睡眠にこだわると眠れなくなる

野村　うつ病の人の8割ぐらいは「眠れない」など睡眠に問題を抱えています。そのため、睡眠障害はうつ病のサインのひとつだと言われてきました。でも最近では逆に、**不眠が続くとうつになりやすい**というデータもあり、睡眠というのは本当に大事なんです。

木村　僕、寝入りはいいんですけど、途中で起きるんですね。なかなか寝付けなくて睡眠薬を飲んでいる先輩がいるん

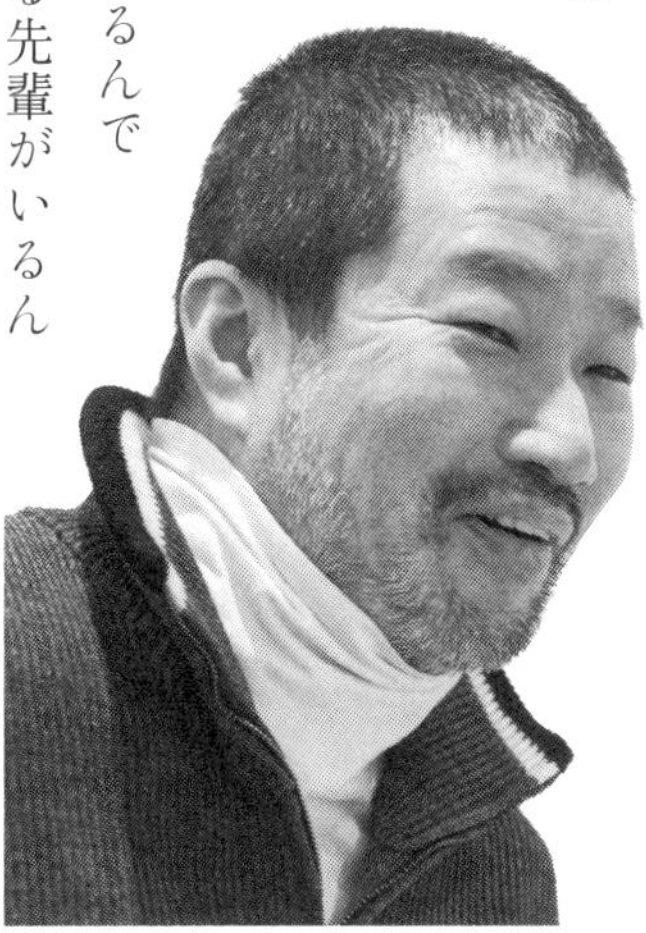

ですが、その人から気の毒がられたほどです。寝入りが悪くてもいったん寝たら7〜8時間寝れるけど、2〜3時間おきに起きるのはしんどいだろうって。

野村　睡眠には周期があって、深く眠って浅くなったりというのを一晩に3回ぐらい繰り返すんです。

木村　ノンレム睡眠とレム睡眠ですか。

野村　そうそう。夜中、眠りが浅くなったときに目が覚めて「眠れない」と思うのですが、またそのうち眠れるようになりますから、もう一回寝ればいい。

木村　僕も40歳くらいのときに通っていた内科の先生に、「3日寝んとこう思ってください。絶対無理ですから」「気にしすぎです」って言われて、開き直れるようになりましたね。今も夜中、起きますけど、「明日は長いけど、1日ぐらいは平気や」と思えるようになった。

野村　睡眠については、非常に堅苦しく考える人がいるんですよ。「何時間寝ないとダメ」とか「寝ないと死んじゃう」とか。そんな、死ぬ前に寝るんですけどね（笑）。そもそも、必要な睡眠時間って個人差があって、短時間でも十分休息ができて問題ない人がいれば、10時間寝ないとダメという人もいる。**「×時間は寝ないといけない」ってことはない**んです。

木村　眠れないという患者さんにはどうアドバイスするんですか。

野村　「寝ないとダメ」という考え方をゆるめるというか、アバウトにしていくというアプローチですね。あまりにも睡眠にこだわりが強い人には、何時間寝ているか日誌をつけてもらいます。睡眠センサーをつけて測ってみると、「寝てない、寝てない」と言うわりに、じつは、たとえば5時間は寝ているということがわかる。そうすると少し楽になるという、そういうやり方もします。

木村　移動中も寝られるときと寝られへんときがあるけど、自然に任せるようになりました。寝られへんときも「しゃあないな」と思って本読んだり。「寝られない、寝られない」ゆうてたらあかんけど、「よし、もう起きといたろう」と思ったらいいとか言いますやん。そんな一言ですごい楽になることもあるし。

野村　そうそう。考え方を変えるのが大切なんです。それでも、「寝られない！」と訴える人には、「**断眠療法**」という治療法もあります。ずっと寝ないで我慢してもらうんですが、疲れてバタンと寝てしまうときがくるんです。それを体験的に理解すると、「ああ、寝られるんだ」ということになる。

木村　僕は夜中、目が覚めたら、「もう起きてしもたらどうやねん」って思うようにしてます。「明日は空き時間で昼寝したらええやん」とか。まあ、仕事でそれはあかん人もいらっしゃいますけど。

野村　寝なきゃ！と思うから、余計頭が冴えて寝られなくなるわけですから。

木村　次の日、楽しみすぎて寝られへんこともありますよね。そんなときは、別に徹夜も平気だったりする。やっぱり、コントロールできるのがええねんな。そういえば、あくびはええことなんですってよ。あくびは眠気を覚まそうと脳を冷やすために息吸ってることで、悪くないらしいです。

野村　それも、チコちゃんが言ってましたか（笑）

ストレス解消とお酒

木村　僕、じつは影響されやすいんですよ。洗脳はされないんですけど。睡眠も内科の先生の言葉で開き直れるようになったし、タバコもアレン・カーの『禁煙セラピー』（ロングセラーズ）でやめられた。『禁煙セラピー』の44章あるうちの22章で、きっぱりやめられたんですよ。そのアレンさんは『禁酒セラピー』（ロングセラーズ）も出さはりましたけど、僕、お酒は無理でしたね。

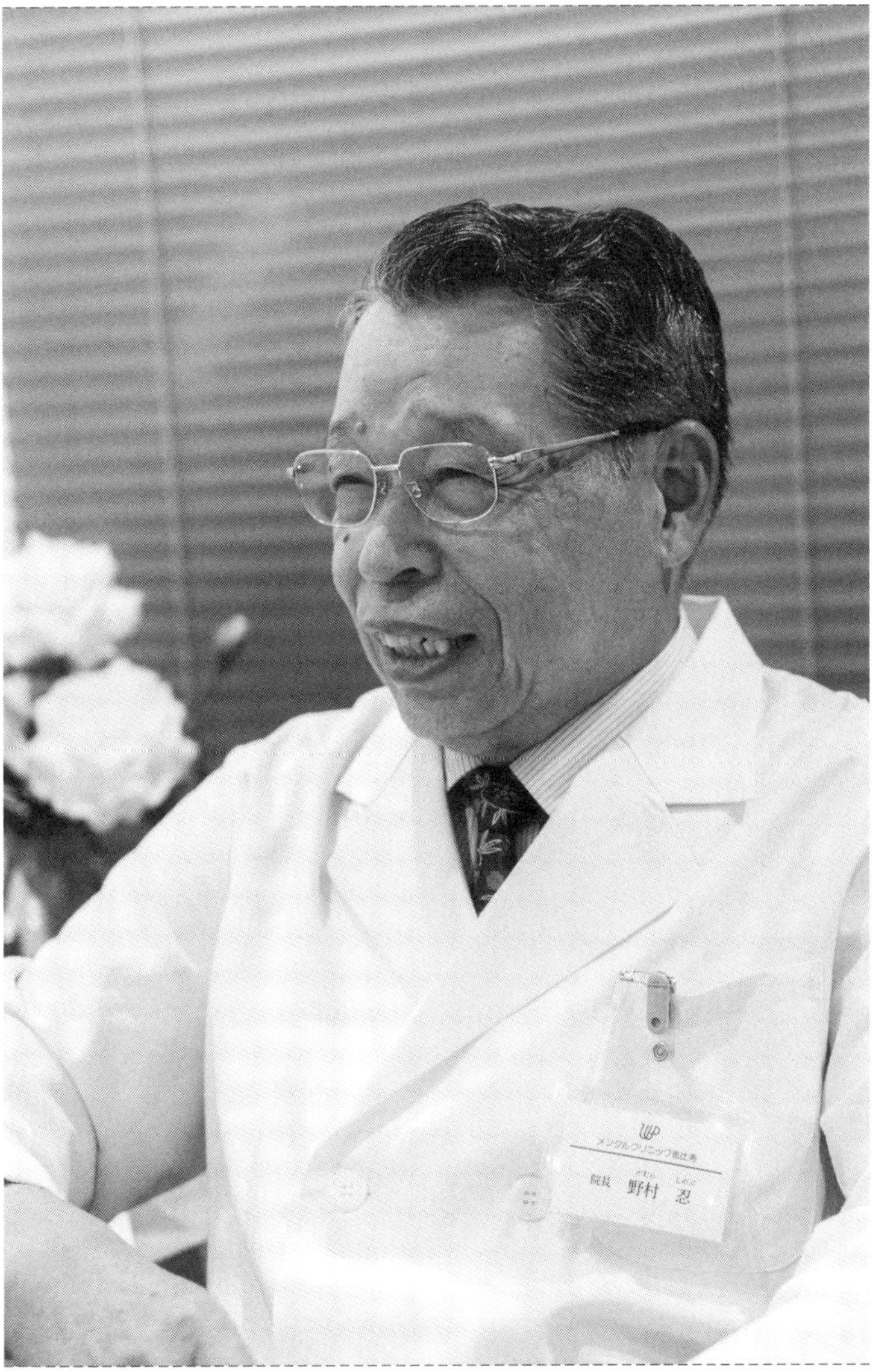
院長 野村 忍

野村　ムシャクシャしたときにお酒ちょっと飲むと、気分が収まったりしますよね。お酒はストレスに一時的には効果があるんですよ。

木村　一時的ですよね。

野村　うつ病の薬、抗うつ剤ができたのは1950年代。それ以前にはどうしていたかというと、患者さんはお酒でごまかしていたんです。ただ、お酒は習慣性があるので、依存症になってしまう人も多かった。ほどほどに適量飲むのはいいのですが、量がだんだん増えていくとやはりまずい。肝臓を悪くするなど、体に害も出てしまいますから。

木村　コップ1杯程度のお酒ならいいけど、ストレスで酒の量が増えると、体が悪くなる。体が悪くなると、メンタルも悪くなってしまう。

野村　そうそう。だんだん悪循環になっちゃうんですね。

木村　先生のところにも来るんですか？　「お酒をやめられないんです」という方が。

野村　たまにいらっしゃいますが、そういう方は専門のところに診てもらうことにしています。依存症にまでなると、ちょっと簡単にはいきませんから。

木村　でも、ちょっと酒で気分を紛らすのはオッケーにしてはるんですか？

野村　そうですね。ただ、たくさん飲んだ後は二日酔いになったり、あるいは、飲みすぎたことに自罰的になってしまうことがある。だから、飲酒量が心配だという人には、今日はビール1本とか、焼酎3杯とか、お酒の量を毎日記録するようにアドバイスします。そうすると、お酒の量の観察と同時に、飲みすぎたときはイライラしていたということもわかる。睡眠を記録するのと同じで、これも**セルフモニタリング**のひとつです。

木村 自分をモニターする……自分の辞典を作っていくみたいな気持ちをもつのは、いいですよね。

野村 お酒だけではなくて、食べものでストレス解消する方もいます。テレビを見ながらものすごい量を食べ続けるとか、激辛を食べてしまうとか。激辛を食べると気分がすごいスッキリするんですよね。でも、体にはよくない。

木村 激辛って、命の危険を感じるから、それを助けるためになんやベータエンドルフィンとかいう脳内麻薬が出るから、また食べてしまうんですって。脳内麻薬が出てくるから病みつきになるって、これまたチコが言うてました。

野村 (笑)。辛いものだけでなく、甘いものを食べたときはエンドルフィンとセロトニンという脳内物質が出るんですね。だから、スイーツを食べると幸福感を感じてやみつきになってしまう。ただ、エンドルフィンというのは、マラソン選手がレースの後半になって元気が出たり、気持ちよくなるランナーズハイのときにも分泌される物質でもあるんですよ。

木村 危ないから出るんですよね。

野村 疲れてきたから、体がやむを得ず出しているわけで、本当はそれを無理やり出してはいけないんです。最後の手段だから。

「SNS」で生まれるストレス

木村 さっき、SNSのエゴサーチの話をしましたけど、スマホがストレスになっている人っているんですか。

野村 たとえば、夜中、ずっとスマホを見ていて眠れなくて不眠症だとか。SNSでワーッと言われてまいってしまった人とかはいますね。ただ、スマホ自体が別に直接病気と関係あるわけではありません。

木村 そうでしょうね。自分で何か検索したりするぶんには全然問題ないでしょうからね。スマホはあくまで対話の手段で、対話のやり方が気になるとか、気に入らんとか、それも人間関係の悩みですよね。

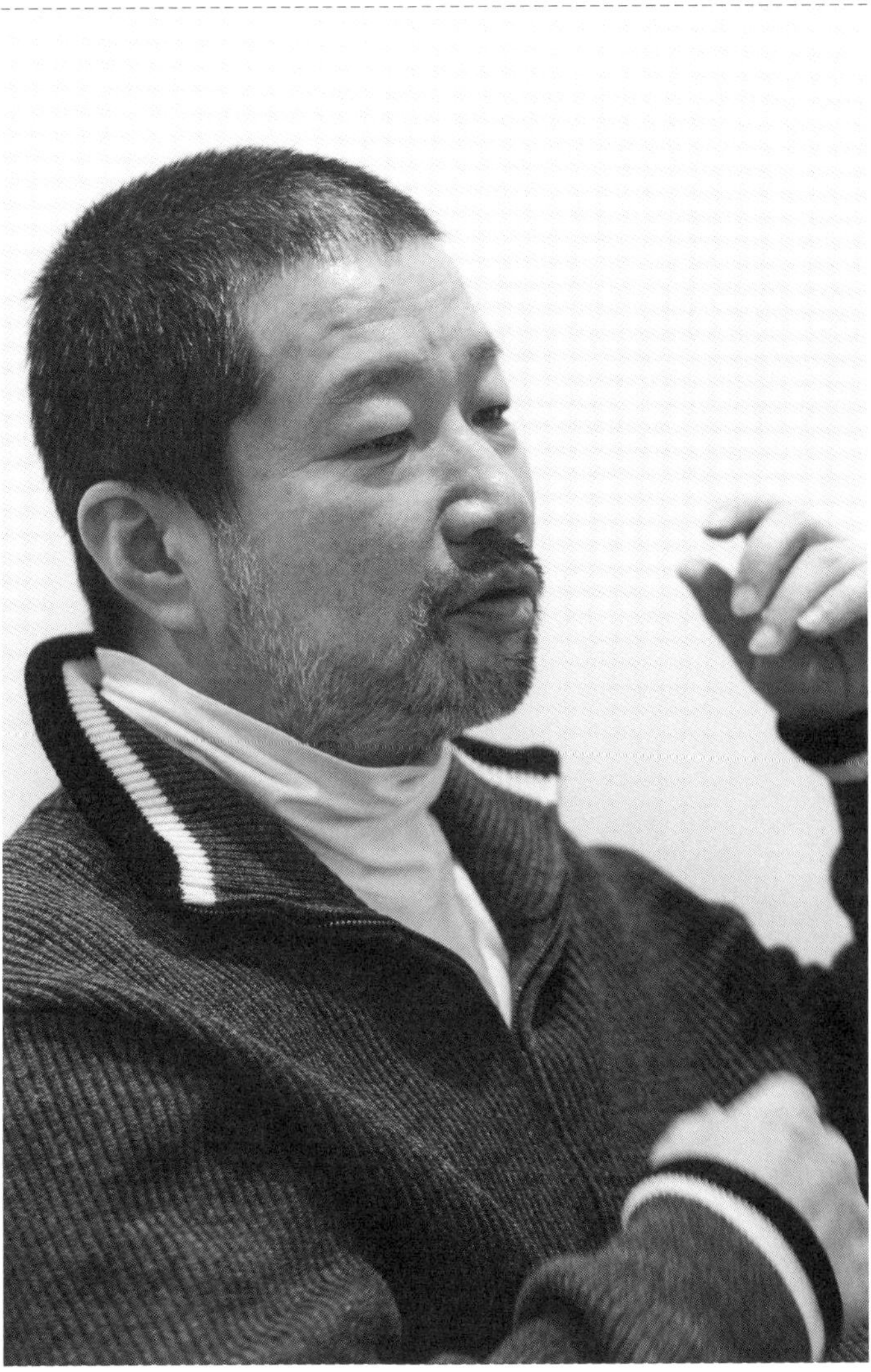

野村　対面での関係が薄くなってきてSNSを使うとか、そういう関係になって、様変わりしましたね。コミュニケーションのひとつの形ですからいいんですけど、そればかりになっちゃうと対面の関係が持ちにくくなってしまう。そうした弊害はありますよね。

木村　逆に、いまだに「やっぱり電話じゃないと」という人もいますよね。電話じゃ言った言わへんが嫌やからメールにしてるのに。

野村　メールにしてもSNSにしても、書いているうちに感情がエスカレートしてしまって、攻撃的な言い回しになったり、伝えなくてもいいことを書いてしまいがちですよね。それで、見た人がショックを受けてしまったり。

木村　消えへんしね。

野村　残ってしまいますからね。

木村　また、自分の感覚と相手と必ずしも一緒じゃないから、返す文字数が気になったり。返事に対して「これだけやんけ！」って思ったり、既読になってるのに「返事がない！」って不安になったり。用件済んだから終わりやろうと思っても、どっちで終わんねん、みたいなのもありますよね。

野村　受け手がどう感じるかの問題になってしまいますからね。僕は嫌いだから、フェイスブックも何も、SNSは全然やらないんですよ。

木村 SNSで「フォローして」『いいね！』して」とかも、うっとうしいですね、あれ。極力、かかわらんようにしてますけどね。LINEだって、グループだなんだって言って誘われて。で、その中の知らん人が直接、連絡してきたりとかするんでしょう。

野村 やらなきゃいいのに、とは思います。

木村 患者さんから相談があったら、なんて言うてあげるんですか？

野村 「やめればいい」とは言いにくいし、言ってもあまり聞かないですよね。それよりは、**自分でどうしたいのか？というのが一番大事**です。

木村 たとえば、自分が本当にグループを抜けたいのかどうか。

野村 そうそう。適当にやっていればいいんだけど、ある意味、依存しちゃう人もいます。とにかく、スマホから手を離せない、みたいな。そうなるとちょっと問題ですよね。

木村 首にも悪いですしね。

野村 目にも悪い。

木村 寝られへんのもそうですよね。

野村 夜やると寝られなくなるからね。

働き方改革とパワハラとストレス

野村　木村さんご自身のストレスはどうですか？　ストレスがたまらないタイプだとおっしゃってましたけど、忙しいでしょう？

木村　いやいや、全然ですよ。仕事がつらいってあんまり思わないです。朝早いとかはありますけど、体がしんどいわけでもないし。ドラマの現場に入ると、男の子も女の子も、若い子たちみんなかわいいし。そんな子らに囲まれてお芝居して。楽しいてしゃあないです。それに、僕らみたいな仕事だと、忙しいのはうれしさ半分ですからね。ただ、あるとしたら、労働時間が長いわけやないけど、しばらく休みがないなとか、昼間ちょっとええ天気のときに「遊びたいのに」とかいうのはあります。サボりたがりなんやな。

野村　「働き方改革」というのは、芸能界ではどうなんですか？

木村　吉本も社員は10時に帰らなあかんそうです。

野村　吉本もそうですか（笑）

木村　でも、結局やらなあかんことが多いから、近所の漫喫で仕事したり。会社から出なあかんというだけのことで、それは悪循環ですよね。時間だけできっちり管理しすぎてしまうと、そうなっちゃう。

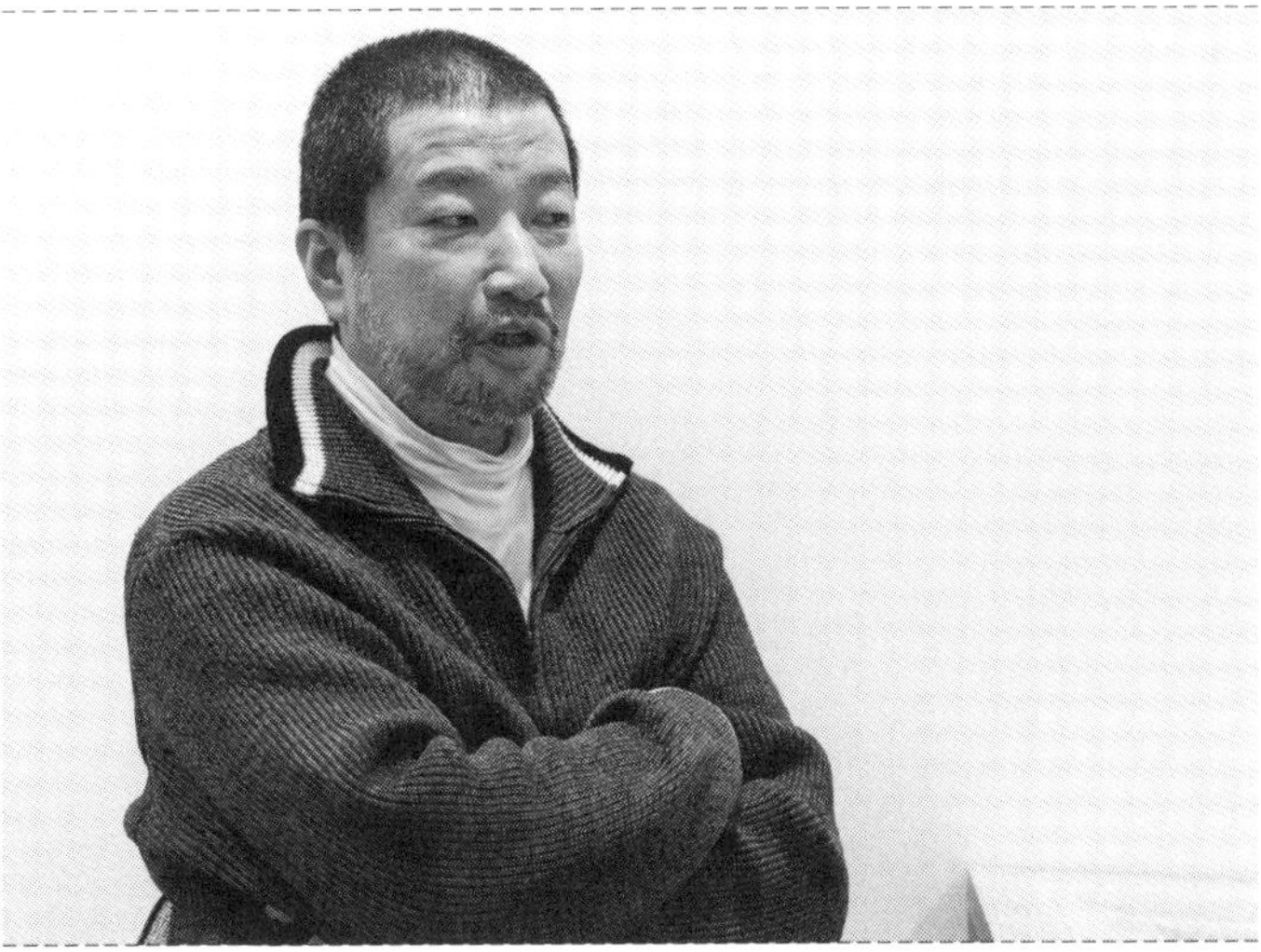

野村　そうですね。働き方改革でなるべく残業をしないとなっていますけど、仕事の量は変わらずに残業だけダメだと言われたら、ちょっと困りますよね。仕事が全然片づきませんから。

木村　残業したい人もいますからね。

野村　過重労働の基準が労働時間なんです。そのため、大企業では残業時間は月45時間までと決められているわけですが、疲労やストレスって単純に時間だけの問題ではなく、責任やプレッシャーとかいろんなものがある。だから本来、中身を見ないといけないんです。残業していてもボーッとしているとか、電話当番しているとかね。何もしてなければストレスにもならない。残業する意味もないですけど。

木村　それを上司が指摘すると、パワハラみたいになるから難しいな。まぁでも、吉本のマネージャーみんな、現場にいないですよ。なんやったら「領収書の精算が大変やから、受け付けません」みたいなことまで言いだす。「嘘やん」って。働き方改革、タレントは無視やんけ、とは思いますけど、夜中までみたいなことは本当になくなりました。ドラマ、映画がアホみたいにいまだに早朝から深夜までやってるんですけど、それはまた精神論だったりするから。

野村　そうでしょうね。

木村　「作品」という意識がある人ですよね。僕らでも、基本的には寝てるときでもいつでも「なんかおもろいことないかな」みたいな探している状態ですからね。それはおもろいことやし、笑えるからいいんですけど。

野村　最近は、上司からのパワハラ……暴力はさすがに少ないですけど、暴言や嫌味を言われる、あるいは無視されてまいってしまったという患者さんも多いんですね。会社だと、上司と部下という関係があるんですけれども、お笑いの世界にはないですか？

木村　若いときは買い物を頼まれたり、そんなんはありましたけど、僕らは先輩後輩の関係はありながらも、基本的に個人事業だから、弟子じゃない限りそんなに言えないし、言われないですね。

野村 やっぱり、お弟子さんに入るとキツいですか。それとも、昔みたいな師匠、弟子みたいな関係は、あんまり最近はないんですか？

木村 ありますけど、師匠もそんな頭ごなしに言う人もいないんじゃないですかね。でも、そもそも芸の道やから、パワハラという言い方がどうなのかと僕は思いますけど。

野村 木村さん自身、若手の頃、先輩からキツく言われて、みたいなことはありました？

木村 そう言われたら、パワハラになることがあったかもしれませんけど、自分はそうは思わないですよね。無理なことを言われたりとかはあかんけど、どう受けとるかということだと思うし。ものの道理というか、パワーをどう捉えるか、その都度内容を吟味してという感じになるのかな。

野村 確かにそうで、上司にしてみたら部下に対してガンガン言うのも、「一人前にしてやろう」という教育的配慮だったりもする。受ける側がどう受けとめるかによって変わって、「励ましてくれている」と感じる人もいれば、「いじめられてる」と思う人もいるわけで、非常に難しい。最近では、部下からきつくやられたということで悩む管理職も少なくないんですよ。

木村 それはでも、自分の性格を把握できてない方もいるんじゃないですか？ 相手との関係がうまくいかなくなって、不安になりながら「自分、こんなんやったっけ？」みたいに思ってしまう。「思っていた自分と違う」というのがあって、ますます不安を招いてしまうとか。

野村 それはありますよね。

木村 パワハラで悩んでいる人にもやっぱり、カウンセリングと認知行動療法なんですね。

野村 そうですね。話すことで解消されることも多いですし、体の不調があったら薬を使って和らげる。環境要因を取り除くことも大事なので、しばらく休んだり、配置転換を希望してパワハラをする人と距離を置くようアドバイスしたりですね。

木村 距離を置くことも大切。

野村 パワハラが原因で会社を辞める人もいます。でも、僕はいいと思うんですね。調子を崩してまで嫌な職場で働くことはないですから。

COLUMN 3

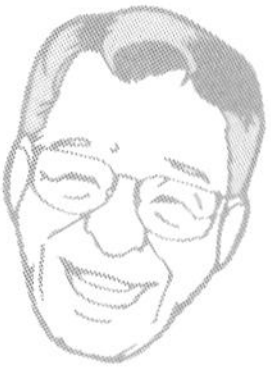

野村先生、教えて！

うつ病

うつ病を発症するメカニズムははっきりとわかっていません。遺伝的な影響も指摘されていますが、あるひとつの遺伝子の変異で起こるわけではありませんし、生まれ育った環境、後天的な要素も大きくかかわってきます。さまざまな要因が重なって発症するわけですが、間違いなく言えるのは、**ストレスが引き金になる**ということです。

ストレス状態にさらされると、さまざまな不調が現れます。胃や腸のほか、頭痛や胸の圧迫感、心臓がドキドキするなど自律神経系の症状が多く出ます。気分は重く、眠れない日が続き、仕事のパフォーマンスは落ち、食欲がなくなる――。こうしたことは誰にでもあるものですが、**うつ病になるとこうした状態が短くて2週間、長ければ数カ月続きます。**

また、うつ病の人の7割に希死念慮があります。普通の人でも「死にたい」と思うことはありますが、うつ病の人はそれが繰り返し繰り返し起こり、実際に行動に移してしまうこともあります。

大切なのは、「死にたい」という気持ちに襲われほど重度化する前に受診すること。そして、十分に心と体を休めることです。うつ病になる人は真面目な人が多く、何もしないで休んでいる自分が許せないと考える人も少なくありません。しかし、うつ病は頑張って治すものではありません。

見守る人も「頑張れ」と励まさないようにしてください。それまで頑張ってきたから心が疲れてしまったわけで、そこでさらに「頑張れ」と言っても追い込むだけ。「自分の努力が足りなかったんだ」と感じる人もいれば、「頑張ってるのにわかってくれていない」と孤独感を抱く人もいます。

現在、日本では120万人の人がうつ病の治療をしていると言います。うつ病を克服するには2〜3カ月、半年、一年という長い時間が必要になることもあります。早めの治療と周囲の理解がなにより大切なのです。

PART

4

キム兄、こころの健康法を探る

ストレスとどうつきあっていけばいい？

笑いもそうなんですけど、僕はボケる
ということもしたらいいと思うんです。

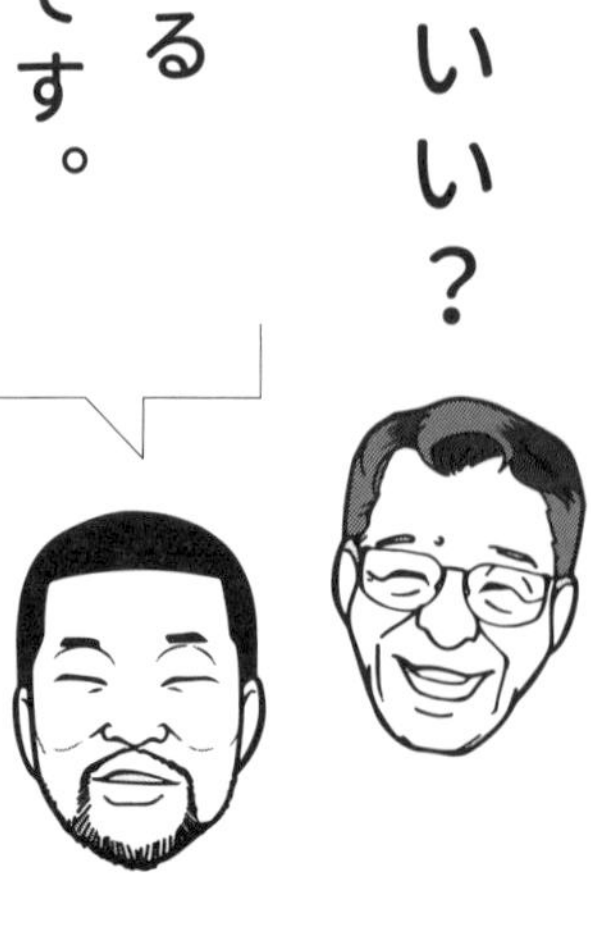

ノーストレス、ノーライフ！

野村　ストレスについてお話してきましたが、ストレスは必要なものでもあるんです。人間が生きていくためにはストレスがないと生きていけません。

木村　**ノーストレス、ノーライフ。**

野村　そうそう。**ストレスがないと、人生、面白くもなんともない**というか。

木村　ノーストレス、ノーライフというのは、面白いですね。

野村　もともとストレスというのは、たとえば、小さい動物がライオンとかに襲われたときに発揮するものです。命が助かるためには2つしか道がなくて、戦って相手を倒すか、

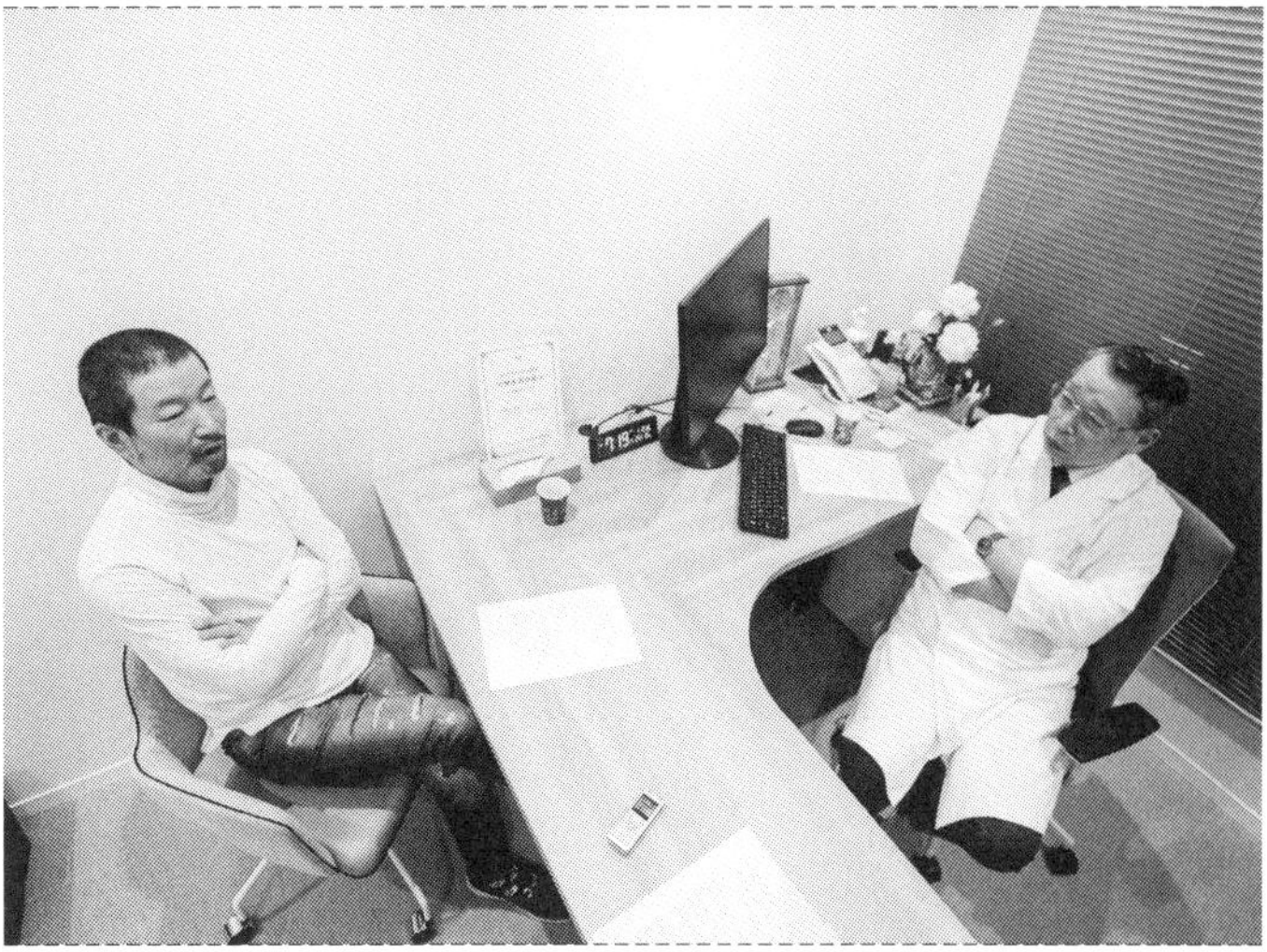

安全なところに逃げるか。「ファイト・オア・フライト」と言って、その二択なんです。どちらを選ぶにせよ、自分を奮い立たせないといけない。そのために交感神経が活性化して、心臓がバクバクしたり血圧が上がったり、筋肉がブルブルしたりする。必要な反応で、それがないと生存できないんです。

木村　なるほど。

野村　だから、**ストレスをゼロにすることを考えるのではなく、うまくつきあっていくことが大切**なんです。

舞台袖で出番直前にすること

野村　これまでなんどか「**交感神経**」という言葉がでてきましたが、少し、補足しておきましょう。交感神経は副交感神経と対になっていて、このふたつを合わせて「**自律神経**」と言います。自律神経は**内臓の働きなどを調整していて、交感神経と副交感神経は互いに反対の作用**をしています。そのうまくバランスが取れて初めて、人間の体というのは正常に動くんです。

木村　交感神経というのは何をやってはるんですか？

野村　小さい動物が命の危険にさらされたときに働く、活性化するほうで、心臓を収縮させ、呼吸も激しくなります。

木村　じゃあ、**副交感神経はリラックス**。

野村　副交感神経が優位になると心拍数が下がり、呼吸もゆっくりおだやかになります。

木村　でも、リラックスばっかりやったらあかん。

野村　そうそう。健康な人は、交感神経と副交感神経のバランスが自然とうまく取れているわけです。たとえば、昼間はカッカしながら仕事をこなしても、夜、ゆったりとした気分で過ごし、眠りについて休息ができるとか。でも、ストレスがかかると、さっき言ったように、交感神経が優位になってしまう。夜になっても、ずっとカッカしている状態が続く。そういう場合はリラックスをして、副交感優位にする練習をするといいですね。

木村　バランスなんやな。

野村　スポーツ選手はストレスがかかったほうが力を出せると言いますよね。お相撲さんでも、取り組みの前、自分でバシバシと体を叩いたり、プロレスだとセコンドにバシッと一発殴ってもらったり。それはやっぱり活性化するというかね。そうすることでパフォーマンスを上げているんですね。

木村　それぞれ自分のやり方を見つけてはるんでしょう。

野村　逆に力が入りすぎるとうまくできない競技もありますよね。野球もそうですけど。むしろ肩の力を抜いたほうがいい場合もある。

木村　マイケル・ジョーダンとか、シュートを決めるときにベローンって舌を出してましたね。あれは、力を抜いてるんですよね。

野村　わざと自分でリラックスしているわけです。お笑いの方は、そういうリラックス法はあるんですか。

木村　これは坂田利夫師匠の教えですけど、「アホみたいな顔して出え」と。

野村　あの人はもともとの顔が（笑）

木村　僕も、舞台袖で出る2～3歩前からアホみたいな顔をします。変顔じゃなくて、自分をリラックスさせるイメージで。逆にテレビの場合は、「カメラ回ります」の声がかかるときに、ちょっと力を入れるみたいなのはありますね。声の出し方も一発目、張ってみるとか。漫才師の人は必ず出る前にハイタッチする人もいるし、なんかいろいろありますね。

呼吸法でリラックス

木村　ストレスをためてしまう人というのは、やっぱり、ストレス発散法がない人が多いでしょう。一人旅するとか、映画を観るとか、なんでもいいから気分転換がある人はいいんでしょうけど、そういうのが見つけられない人は困りますよね。

野村　自分なりにストレス解消法やリラックス法を、生活に取り入れるといいと言われていますね。いろんなやり方があって、風呂に浸かってのんびりするでもいいし、音楽を聴いてリラックスでもいいし、あるいは旅に出て気分転換でもいいし。

木村　患者さんの症状によってアドバイスなさるんですか？

野村　人には向き不向きがありますし、好き嫌いもあります。音楽がいいと言っても、「私は音楽が嫌いだ」という人が、無理やり音楽を聞いても意味がありません。やりたくない

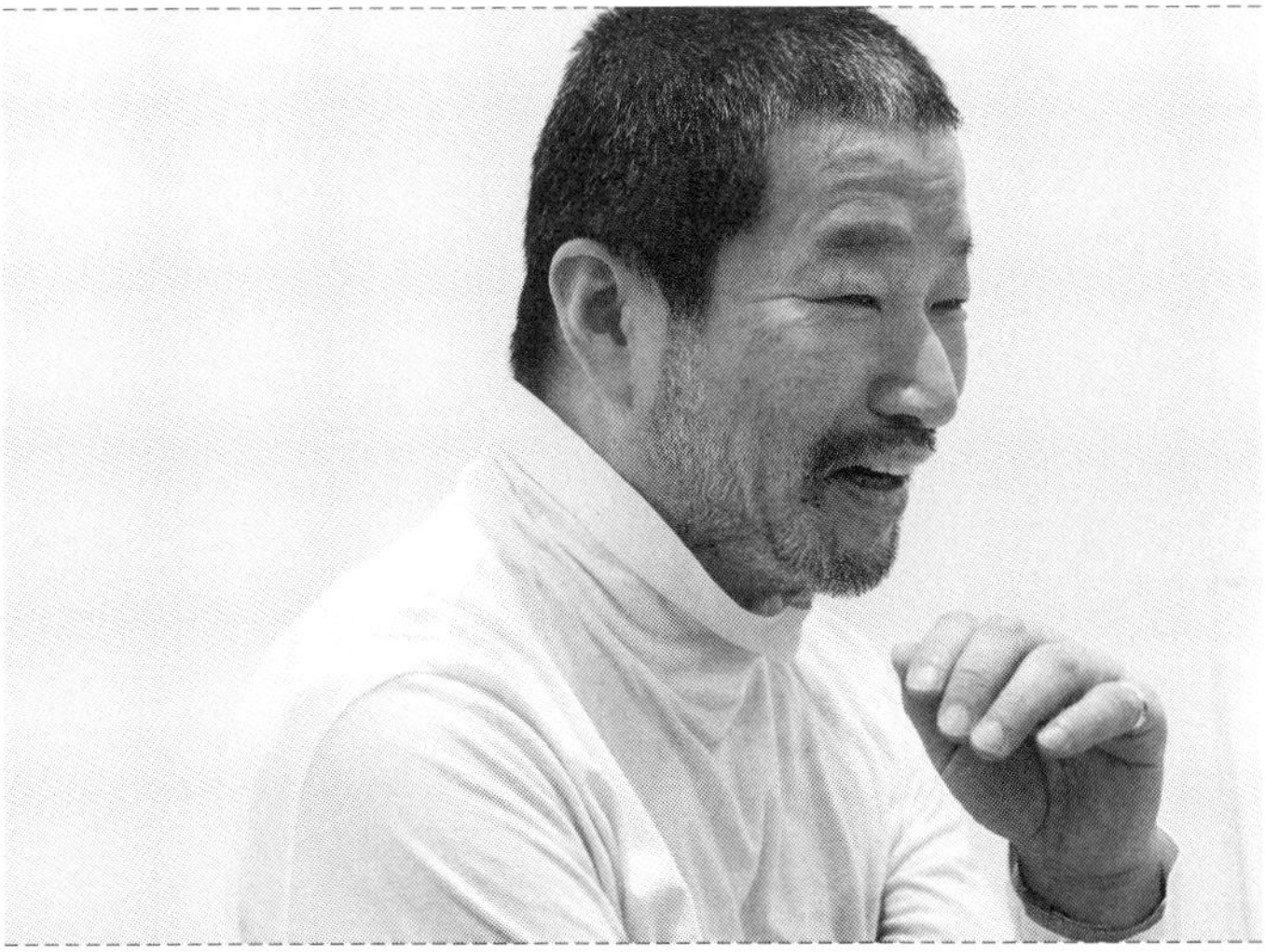

ことをするのはよくないので、自分が好きなものを取り入れるのが大切です。

木村　ヨガとか流行ってますよね。

野村　もちろん、ヨガや瞑想、流行りのマインドフルネスでもいい。クリニックでは、リラクゼーション法として「**自律訓練法**」という自己暗示で気持ちをゆるめるやり方や、「**筋弛緩法**」という体の緊張をほぐす方法を指導することもあります。

木村　**深呼吸**でもいいんですか？

野村　自律訓練法でも呼吸法を使うんですよ。呼吸法はわりと簡単にできるから、まずそちらから練習してもらうというのもいいと思います。昔から**腹式呼吸がいい**と言われていて、おなかで呼吸をする。少し吸って、ゆっくり長く吐く。吐く練習が大切です。中から吐けば、自然に息が吸えますから。

木村　なるほど。

野村　姿勢はしゃちほこばらずに楽な体勢で、おなかに手を当てて、吸うときにおなかをグッと膨らます。で、吐くときにおなかをへこましてずっと吐く。それを手で感じるんです。そうすると、腹式呼吸がやりやすくなります。胸で深呼吸をすると、じつは活性化しちゃうんです。「息を吸って〜」と言われて、息を吸うと力が入ってしまいますよね。そうではなくて、**おなかを膨らませて、ゆっくり吸ってゆっくり吐く。**

木村　ゆっくり吸っていくと肋骨の下、腹の上が広がりますね。

野村　肋間を広げて吸うのが胸での呼吸。おなかの横隔膜でやるのが腹式呼吸なんです。

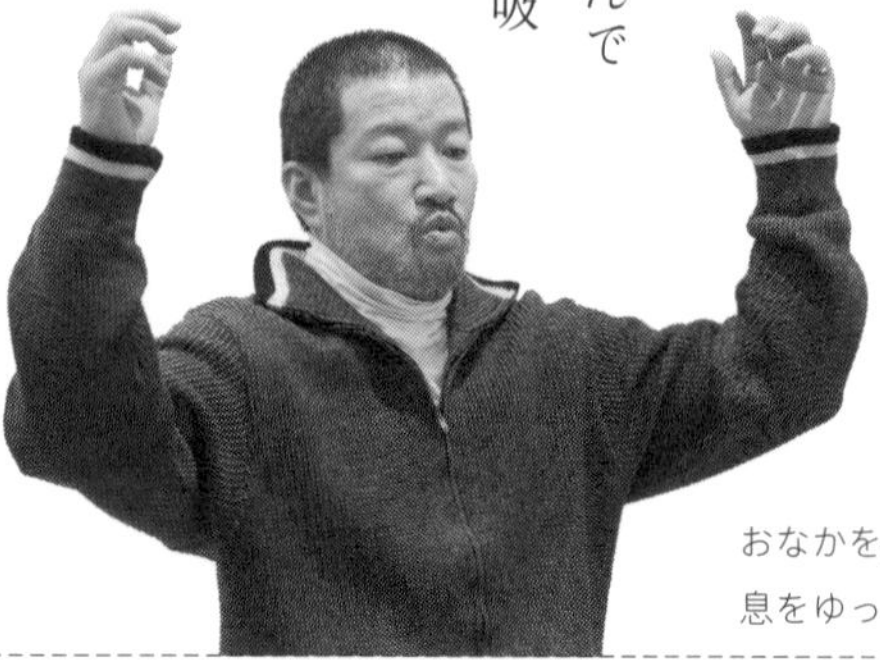

おなかを膨らませて、
息をゆっくり吸う。

木村　まず吐くというのは大事ですね。

野村　**吐く練習をするというのが大事**です。おなかで吸ったら全部吐くと。そして吸う。なるべくゆっくりやりましょう。回数は決まってませんが、ヨガではだいたい1分間に3回呼吸をしましょうとか言いますね。普通の人がやるとけっこう苦しいですよ。

木村　20秒かけて、吸って吐く。

野村　普通の状態だと人は大体1分間に16回ぐらい、吸って吐いてを繰り返しています。それが緊張したりすると、ハアハアと呼吸は速くなりますね。だから、ストレスがかかって、心臓がドキドキしてるというときに、ちょっとこの呼吸法をするとフッと収まります。

木村　この呼吸の後、自律訓練法はどうやるんですか？

野村　3回くらい深呼吸をした後、「気持ちが落ち着いている」と念仏を唱えるように頭の中で繰り返していきます。自己暗示を

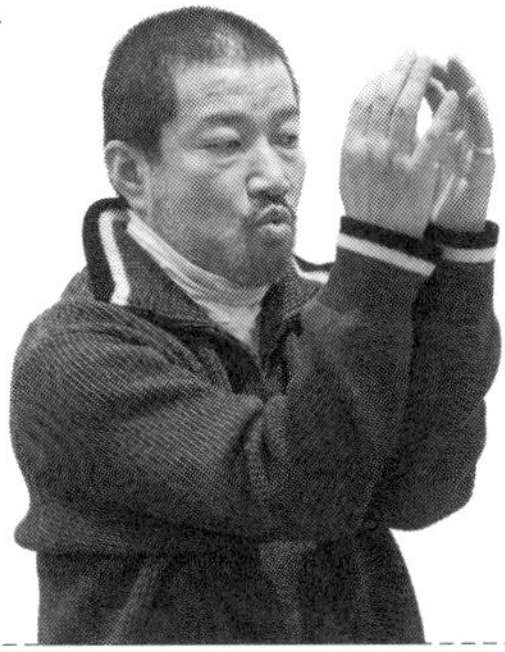

ゆっくり長～く
全部吐く。

ストレス解消体操

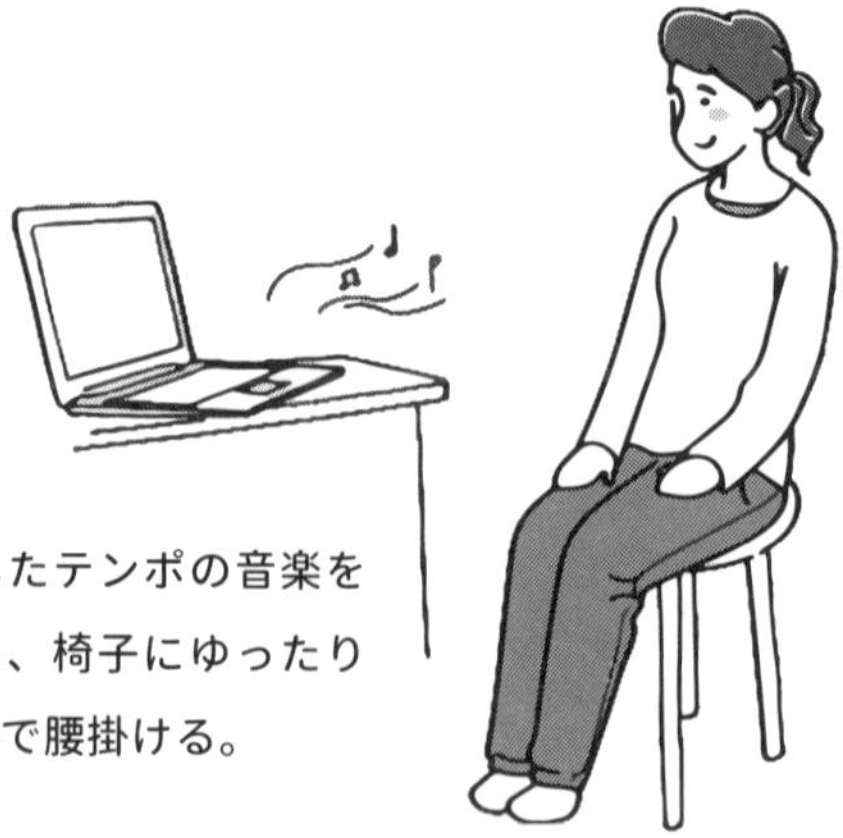

準備

ゆっくりしたテンポの音楽を聴きながら、椅子にゆったりと楽な姿勢で腰掛ける。

1

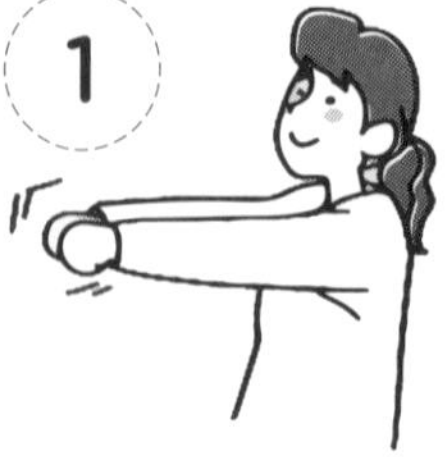

両腕を前に伸ばして、両手に力を入れてギュッと握り、ゆっくり５つ数える。おなかの底からフーッと息を吐きながら、力を抜く（×３回）。

2

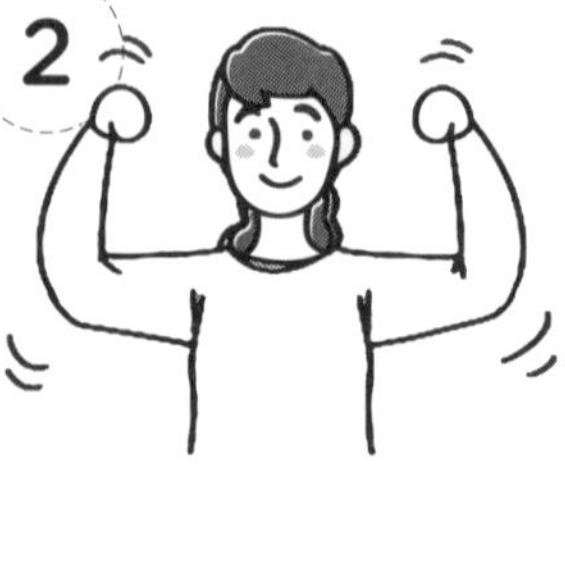

両腕に力を入れてギュッと握り、肩の上でゆっくり曲げて、５つ数える。おなかの底からフーッと息を吐きながら、力を抜く（×３回）。

3

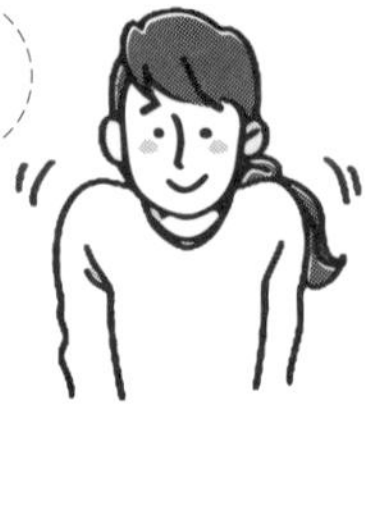

両肩に力を入れて、ゆっくり上に上げて５つ数える。おなかの底からフーッと息を吐きながら、力を抜く（×３回）。

4

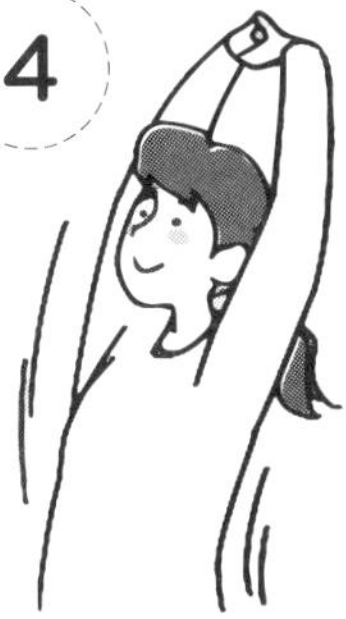

両手を頭の上で組んで、ゆっくり背伸びして５つ数える。おなかの底からフーッと息を吐きながら、力を抜く（×３回）。

5

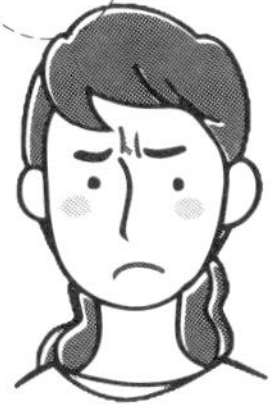

眉間に力を入れて、しわを寄せて５つ数える。おなかの底からフーッと息を吐きながら、力を抜く（×３回）。

6

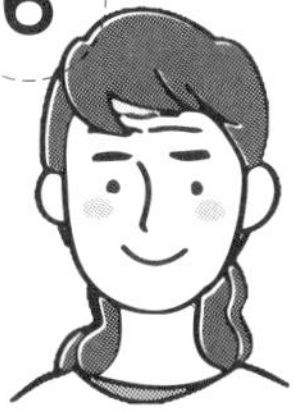

額にしわを寄せて５つ数える。おなかの底からフーッと息を吐きながら、力を抜く（×３回）。

7

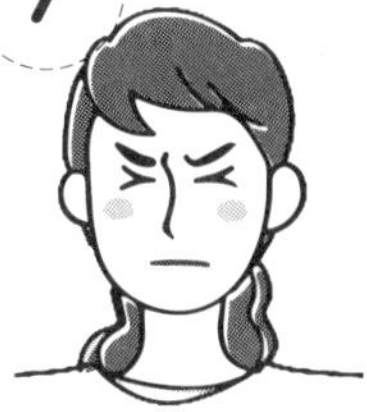

まぶたをギュッと閉じて５つ数える。おなかの底からフーッと息を吐きながら、力を抜く（×３回）。

8

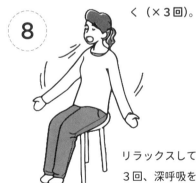

リラックスして３回、深呼吸をする。

自律訓練法

1 姿勢

体の力を抜いて楽な姿勢で、仰向けになるか、椅子に腰掛ける。両足は少し離して、軽く目を閉じる。

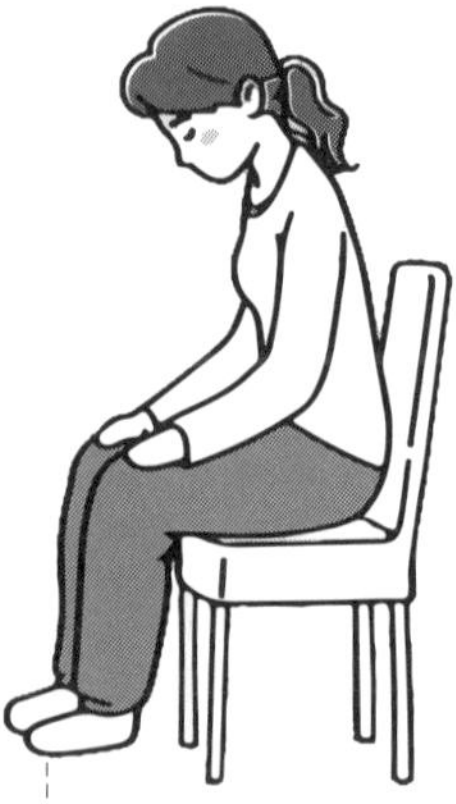

両手は膝の上に置いて、背筋を伸ばして椅子に腰掛ける

2 呼吸

息を少し吸って、おなかの底から深く長くゆっくりと吐く（×3回）。

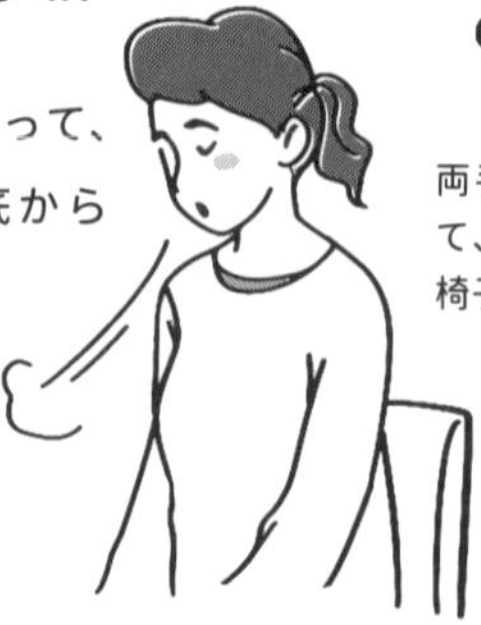

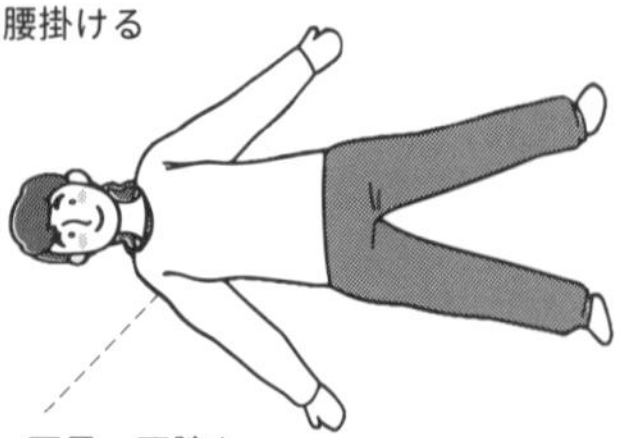

両足、両腕を軽く開いて、仰向けに寝る

3 安静練習

「気持ちが落ち着いている」と、心の中で自己暗示を行う（×3回）。

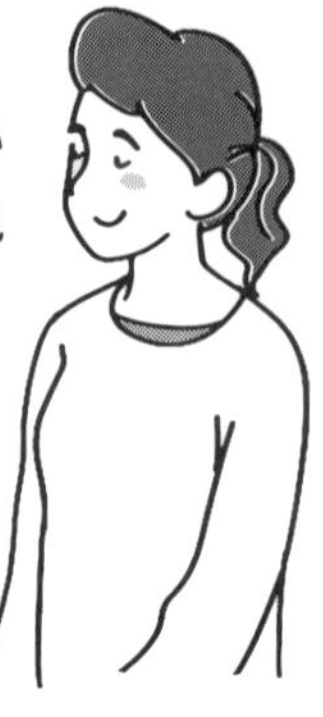

4

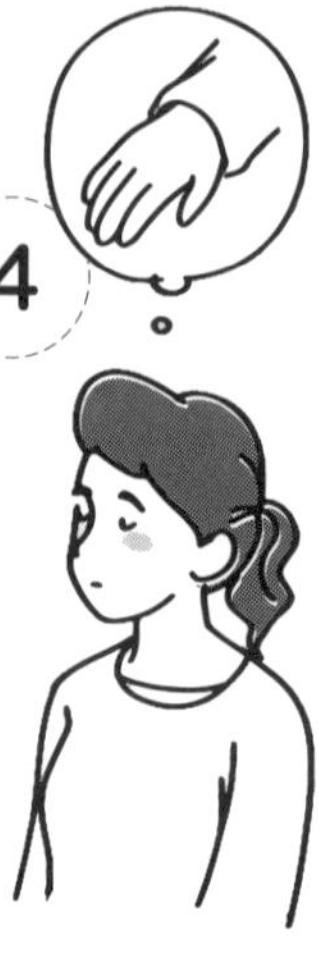

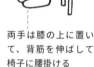

意識を手足に向けて、自分の右手、左手、右足、左足を感じてみる。

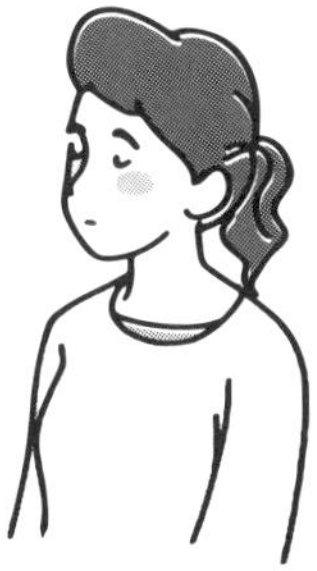

5 重感練習

「右手が重たい」「左手が重たい」「右足が重たい」「左足が重たい」と、自分の手足の重さを順番に感じる（×３回）。

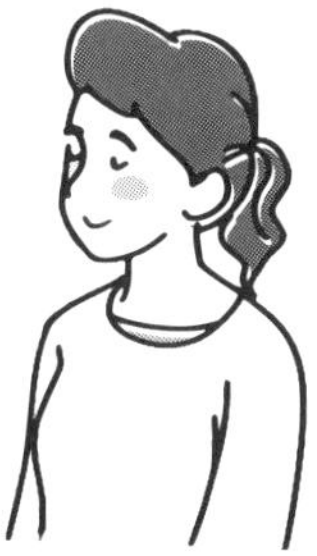

6 温感練習

「右手が温かい」「左手が温かい」「右足が温かい」「左足が温かい」と、自分の手足の温かさを順番に感じる（×３回）。

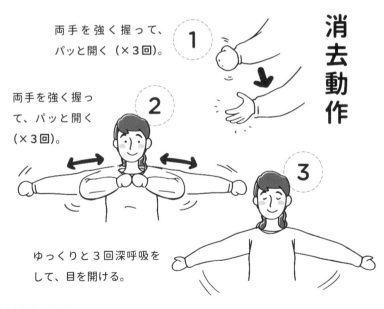

消去動作

1 両手を強く握って、パッと開く（×３回）。

2 両手を強く握って、パッと開く（×３回）。

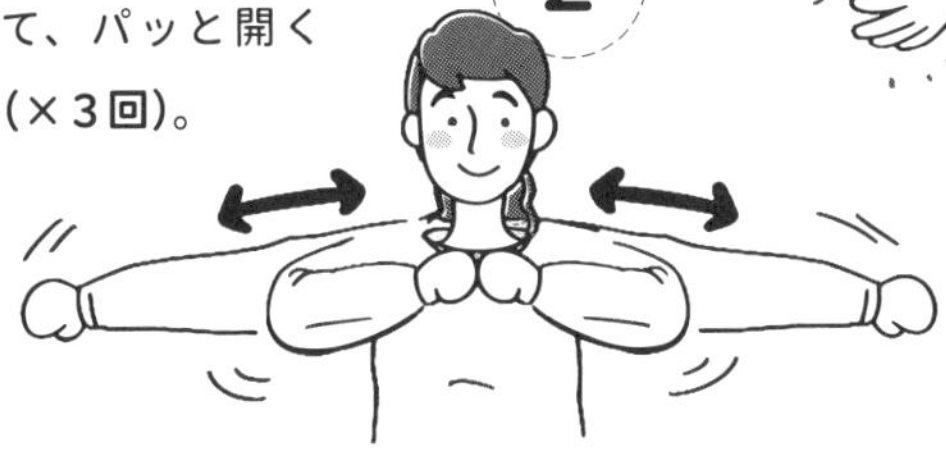

3 ゆっくりと３回深呼吸をして、目を開ける。

かけていくわけですが、少し楽になったかな程度で大丈夫。「気持ちを落ち着かせなきゃ！」というのは逆効果です。その後、右手・左手・右足・左足と順番に体に注意を向けて、その重たさを感じていきます。これが自律訓練法です。

木村　自己暗示って、日本人はあんまりやらないですもんね。洋画を見ているとよく「俺はできる」「お前は大丈夫だ」って鏡に向かって言うシーンとか見ますけど。

野村　よく、ありますね。

木村　スポーツ選手はやってるんでしょうね。

野村　スポーツ選手はメンタル専門のトレーナーがついていて、呼吸法や筋肉の緊張を取る練習とか、いろんなやり方を取り入れてますね。心拍数や筋電図、心電図から自分がどれだけ緊張しているのかを見て、そこからリラックスさせる「バイオフィードバック」という最新のトレーニングも広く取り入れられています。

今日からできる「ジャマイカ療法」

木村　ストレスに強い人、弱い人っているんですか。

野村　先ほども言いましたが、昔から生真面目とか几帳面、頑固とかこだわりが強い、責任感が強い、こういう人がストレスを受けやすく、うつになりやすいと言われてきました。最近はそうでない人もうつになるんですが。

木村　また自意識が強い人もストレスを受けやすい気がします。自分のことがどう見られているとか気になりすぎるというか。

野村　自己評価を気にする人は多いですよね。自分がどう見られているか、ダメだと思われるのが怖いとか。だから、なんとか完璧にしようと一生懸命努力する。そうすると逆に、ちょっと言われたことが敏感に響いてしまったりする。木村さんは、こういうイメージでみんなに見てほしいというのはありますか。それとも、もう、そういう心境からは卒業しましたか？

木村　卒業というか、イメージというのは、いったん人に持たれたらなかなか変える機会もないから、あきらめというかね。どの角度から見ても一応見れるようにはしておこうかなというぐらいです。「好きになってくれ」という感じでもないし。なかなかキャラクターって伝わるのが難しいです。

野村　そうですね。

木村　ええように言うと、芸術品やと思ってたらええんちゃうかなというのがありますね。「わからんやつがアホや」とまでは言わないですけど、好きな人は好きやし、嫌いな人は嫌い。嫌いな人もいつか何かのときにわかってくれたらいいかな、みたいな。人の心まではコントロールできないですもん。

野村 最近はチコちゃんのイメージが強いんじゃないですか。

木村 それがあって助かっている部分はあります。人間的にも余裕というか、チコをやってるから、おかしなことはできへんし、というのはあります。

野村 「チコちゃんはなんでも知っている」と思われるから、大変ですよね。

木村 人の目を気にしすぎると大変ですよね。自意識のことで僕がよく思うのは、「自分が昨日着てた服を一緒にいた人に聞いてみい。けっこう、答えられへんから」ってことなんです。逆に人の服を「昨日どんなやったかな」とか考えても覚えてへんって。人からの見られ方を気にしていても、その程度のもん。そんな見られてへんって思うんです。

野村 そうね。普通覚えてないよね。

木村 逆に、「黄色は嫌い！」と思っていて、たまたま黄色のものを身につけてたときに、人から「いいね。似合うね」と言われたりする場合もあったり。そんなんもあるから、人の意見なんてそんな気にすることないな、って。

野村　人からの評価に過敏にならないために、**「ジャマイカ療法」**がいいといった先生がいました。**何を言われても、何があっても、「じゃあ、まあ、いいか」と考える。**

木村　なるほどね。ジャマイカに行くんじゃないですね。でも、ジャマイカもそんな感じですもんね。

野村　写真でジャマイカの写真を出してね。「じゃあ、まあ、いいか」みたいなね。

木村　ジャマイカの人の口癖って「ノープロブレム！」らしいですよね。

野村　頑なにならず、柔らかく受けとめる、あまり細かく考えすぎないほうがいいってことでしょうね。

木村　楽観までは、いかんでもいいですよね。

野村　ちょっとアバウトになるというか、「じゃあ、まあ、いいか」なんですよ。

褒められた言葉を宝物に

木村　僕、昔、緊張してるように見えへんって言われて、「じゃあ、緊張したら損やな」と思ったんです。だから、後輩から「緊張しない方法を教えてください」って聞かれたら、「緊張してないっていう演技をしたらええねん」って言うんです。漫才師やったら、「漫才いっぱい稽古したんやろ？　ほんなら大丈夫やで」とか、そう答えるんです。

野村　実際、緊張はしないんですか？

木村　舞台の前になると反芻して、ネタを吟味しながらシミュレーションはします。お芝居でもそうなんですけど、「失敗もあるかもしれないけれども、こうするんだ」って、やることを確認する。ええように言うと、脳をコントロールするというか。そう考えるようになったら、「評価は自分で決められへんから、とにかく、行けばいい」と思えるようになりましたかね。

野村　なるほどね。

木村　たとえば、番組の打ち合わせして、「じゃあ、当日よろしくお願いします」って言われて、「行くようにします」って言うんですよ。そうすると、スタッフさんは不安になるみたいで、「いやいやいや、来てください。行くようにしますじゃなくて」って言われるんです。でも、僕にとっては「行くようにします」は「必ず行きます」という意味で、そう伝えても「いやいや、それはそうなんですけど、不安になっちゃうじゃないですか」「いや、なんでやねん」みたいなギャグみたいになってまうんですけど。

野村　（笑）

木村　先輩の落語家さんが、「営業というのは行くことが仕事やねん。行って楽屋で色紙を書くことが仕事や」と言っていて、僕にとって「行くようにする」というのは、そういうイメージに近いんです。あれこれ考えずに行く。それは、準備はしてるから大丈夫ということ。自分でそんなコントロールをしているような感じです。

野村　なるほどね。

木村　そうすると、実際現場に行ったら緊張しないんですよね。みんながメッチャ緊張する特番があって、みんな、心配して練習してるんですよ。漫談の人とかは、一人しゃべりを壁に向かって練習したりしているんです。

野村　セリフを一人で？

木村　「この間、買い物に行ったらですね」みたいなのをずっと言ってる。ちょっとビックリするし、それを見て、「なんでやねん」と思う自分があるんです。そういう姿を見て、「あぁ、俺、絶対大丈夫やわ」と思えたりしますね。あまのじゃくになってるのかなとも思うんですけど、それ見て、逆に緊張がほぐれているのかもしれません。「自分は準備はしてるから大丈夫」みたいな。

野村　スポーツ選手もよく言いますね。「これだけ練習したのだから、勝てないはずはない」と。そう思って挑むと力が発揮できる。自己コントロールの効果はあると思いますよ。

木村　あと、やっぱり今までの評価と言いますか、「褒められ日記」じゃないですけれども、褒められた言葉を宝物のようにしているところはありますね。一般の人から「いつも見てます」「面白いですね」「カッコいい」とか言われて、そんなんが普通にありがたいんです。

野村　「サインしてください」だけでもうれしい。

木村　ちょっと意外です。

木村　以前、立川志らくさんが僕のことをツイートしてくれたのもうれしかったですし、身内でも吉本の社員が「センスが服着てると思ってますから」みたいなことを言うてくれて、いまだにそんなこと言うてくれるやつがおんねや、って思ったんです。最近、褒め言葉をあんまり聞かへんようになってますよね。去年、ある先輩に「あれ、面白かったですね」って言うたら、「もうそんなん言うてくれるの自分ぐらいやで」って言われましたし。もう、わざわざ「面白いですね」って言うてくれへんと。

野村　確かに、ベテランになるとむしろ言われないかもしれません。

木村　当たり前すぎて周りは言わないんですよ。ええ意味でアホのプロデューサーで「いやいやいや〜、あれはすごかったですね！」ってやたら言う人はいましたけど、最近はいなくなりましたね。そういう人はやっぱり出世してしまうんです。

野村　誰だって、褒めてくれればうれしいし、力になる。また頑張ろうという気になる。それは大事ですよね。

木村　志らくさんが談志師匠の言葉として言うてはりましたけど「三流は無視され、二流は称賛されるが、一流になると非難するやつが出てくる。だから二流が良いよ」と。

野村　なるほどね。自分の限界をあげていく必要があるときには、多少、追い詰められたほうがいい場合もある。褒められて頑張るタイプと叱咤されて頑張る人と両方いて、人によるところもあるんですね。叱られて、「何クソ！」と乗り越えたことに自己肯定感を感じる人もいますからね。まぁ、褒められたら、うれしいことは確かです。

木村　「俺みたいなもんが」みたいな感じのことをぼやくと、うちの妻は「町中の人みんなが、あなたを尊敬してると思いなさい」って言うんです。なるほどな、って思いました。「チラッと見る人でも、ちゃんとあいさつしてくれる人でも、やっと話しかけてきたような人でも、トントンと肩を叩いてくるような人でも、『わあ、キム兄や！』って思ってると思っておきなさい。そうすると楽だよ」って。そう思うだけで、余裕ができますよね。

笑いとボケのススメ

野村　そういえばずいぶん昔ですが、患者さんを吉本の舞台に連れて行って、その前後に尿検査したら、症状が改善したという研究発表がありました。

木村　ほう。

野村　ほかにも、ストレスを受けると分泌されるコルチゾールというホルモンがあって、唾液中のコルチゾールの分泌量をリアルタイムで測定すると、笑うことによってその分泌量が下がるとか、**笑うことで体の免疫が活性化される**ことも指摘されています。ヨガでもお笑いヨガというのがあって、笑顔を作りながらヨガをするというのもあります。笑いというのはやっぱり、健康には大事なんですよ。

木村　笑いもそうなんですけど、僕は**ボケるということもしたらいい**と思うんです。ダジャレでも良いので。

この間、千葉の海に行っていて、仲間のうちの一人がサーフィンから帰ってきて、ボードに穴が開いたって言うんです。小っちゃい穴で、「ここから水が入ったらボード自体がダメになる」って言うてはるんです。その横で「ああ、そうか。われわれの頃は木やったから」って言うたら、えらいウケてね。「やらないくせに何自然に入ってんのよ！」「何がわれわれの頃だ」みたいな。そういうボケることをすると、面白いですよね。

野村　そうですね。

木村　簡単なことでええと思うんです。「お餅何個食べる？」って聞かれて、「180個」とか。なんかそういうようなことを言うていくみたいなことは、ええのかもしれませんね。僕は家でもやってますしね。

野村　家の中は笑いが多いんですか？

木村　友達の娘さんがたまに泊まりに来るんですけど、彼女は「この家は笑ってばっかり」って言いますね。自分らでは意識しないですけど、僕がテレビを見ながらちょっと言うたことを、みんなでずっと笑っていたり。

野村　それはいいですね。

木村　「ちょっと靴下取って」って言われて、パンツ持っていったりとか。そんな単純なことですよ。アホみたいなことですけど。ボケるのもええし、ぼやくのもいいと思うんですよね。それを我慢せずに。

野村　**楽しくて笑う、悲しくて泣く、腹が立って怒る。感情を吐き出すことが、ストレス解消になります。**逆に感情を我慢して抑えるのは、本当によくないんですよ。ストレス反

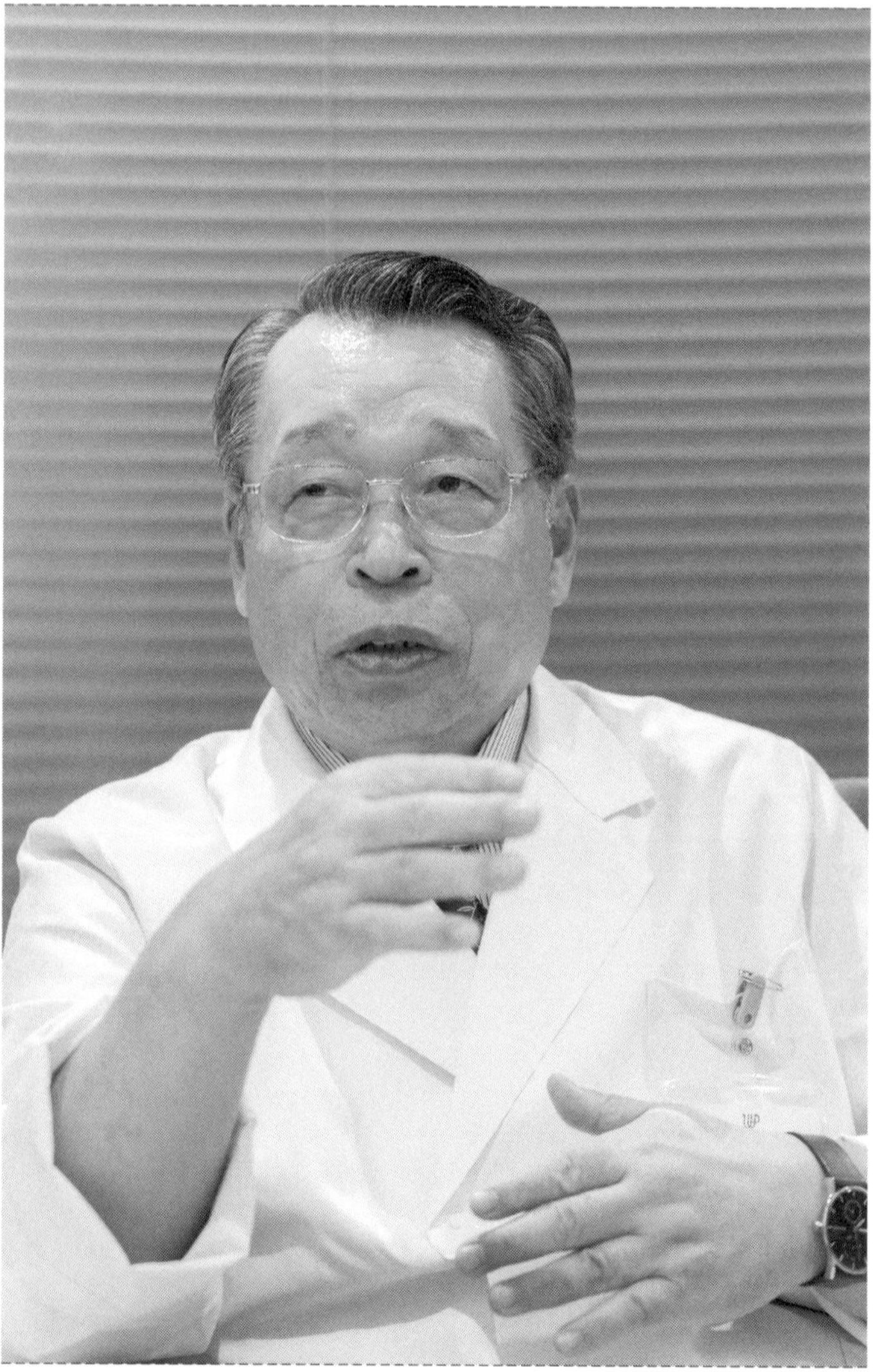

応には、「行動的反応」「心理反応」「身体反応」の3つがあって、どう出るかは人それぞれだと言いましたが、心理的反応を抑えると身体的反応に出やすいという傾向があるんです。

木村 自分の気持ちを抑えると、病気になってしまう。

野村 そうです。接客など自分の気持ちを抑えてニコニコしながら相手に対応しなくてはならない仕事、いわゆる感情労働をしている人が肩こりや頭痛など体に不調が出やすいのもそのためです。ストレスはため込まないよう、笑って、泣いて、怒って、細かく解消していくのは大切です。

心に効くくすりとは

木村 心療内科では薬も出すんですよね。

野村 **抗不安薬と抗うつ剤と睡眠薬**がメインですね。抗うつ薬はSSRIとかSNRIという新しい薬が登場して、これらは、うつだけではなく不安にも効くんです。そのため、不安感が強い人にも抗うつ薬を使うのが主流になってきました。不安については明らかに抗不安薬のほうが効くのですが、アメリカで習慣性が指摘されるようになって、抗うつ剤を使うようになっています。

木村　精神病にも薬が効くんですか？　落ち着かせられる？

野村　これも最近新しい薬が出てきて、非常によく効く薬もあります。昔は統合失調症の患者さんは病院の鉄格子の中で何年もということがあったんですけど、今はわりと早く治るので、１カ月とか短期間で外に出て、社会復帰を目指す方向になっています。

木村　睡眠薬はなんていう薬を出されるんですか。

野村　睡眠薬は、効いている時間が短い薬と長く効く薬があります。寝つきが悪い、入眠困難な人はいったん寝つけば、朝まで起きないので、短い時間効く睡眠導入剤を処方します。ハルシオンとかマイスリーという薬ですね。途中で目が覚める中途覚醒の人は、ある程度その時間まで効いてないとまずいので、長い時間効く薬を使いますね。

木村　長く効くのは何っていう薬ですか？

野村　代表的なのはユーロジンとかですが、昔ながらの薬がいっぱいあるんです。とにかく覚えきれないぐらい。

木村　不眠って寝入りのことばっかり言うんですよね。テレビの健康番組でも、お肉を昼に食べると12時間後にメラトニンになるから、よく寝られるって言うてました。

野村　それはちょっと（笑）

木村　なんか言うてましたよ、テレビで。よく眠るには夜より昼にお肉を食べたほうがええって。

野村　薬はずいぶんと効果のあるものがでてきているのですが、注意してもらいたいのは、飲み方です。お酒と一緒に飲むと非常にまずい。昔、暴走族がハルシオンをお酒と一緒に大量に飲んで暴れるという事件があったんです。警察に捕まって、次の日に事情を聞いたら、全然覚えてないと。最初は嘘かと思ったんだけど、実際に記憶障害があって記憶が飛んでいたんです。それで一時、ハルシオンが使用禁止にもなったんですよね。他の睡眠薬や安定剤も同じように、お酒と一緒に飲むと記憶が飛ぶ可能性があります。大量に服用しないこと。そして、**アルコールと一緒に飲まない**というのは、どんな薬にも言えることです。

木村　そうですよね。

野村　当然ですが、薬を処方するときは、患者さんに丁寧に説明をします。たとえば、この薬はうつの薬でこういう症状に、1週間2週間で効き目が出るとか。副作用についても、この薬を飲むと眠気がでるとか、だるくなることがあるとか。そういうことをちゃんと説明したうえで「飲んでみましょう」と。薬の副作用と習慣性については不安を抱く方もいますし、納得して同意してもらわないとちゃんと飲んでくれないんですね。途中で捨てちゃう人も多いですから。

木村　薬を飲むことに不安がある人がいんねや。誰もが薬を求めているというわけじゃないんですね。心療内科に来る人は薬をありがたいと思うと思ったんですけど。

野村　薬をありがたく思う人もあれば、嫌だという人もいます。最近になって、抗不安薬や睡眠薬は、長年飲んでいると認知症になるということも指摘されているんですね。実際、どうかはわからないのですが、状態がよくなればどこかでやめないと、その可能性は否定できない。やっぱり、薬の量や服用期間は大事ですし、そのためにも納得して飲んでもらうことが大切ですから。

木村　薬局で市販されている薬はどうなんですか。

野村　薬局で売っているのは、安全性が考慮されているので、効果が非常に弱い薬なんです。一方、病院で処方するのは、ある程度、効果がしっかりしています。まぁ、アメリカなんかでは、いろんな薬が普通の薬局でどんどん出てますけど。

木村　アメリカ映画を見ていると、よく洗面台にズラーッて薬が並んでるシーンがありま

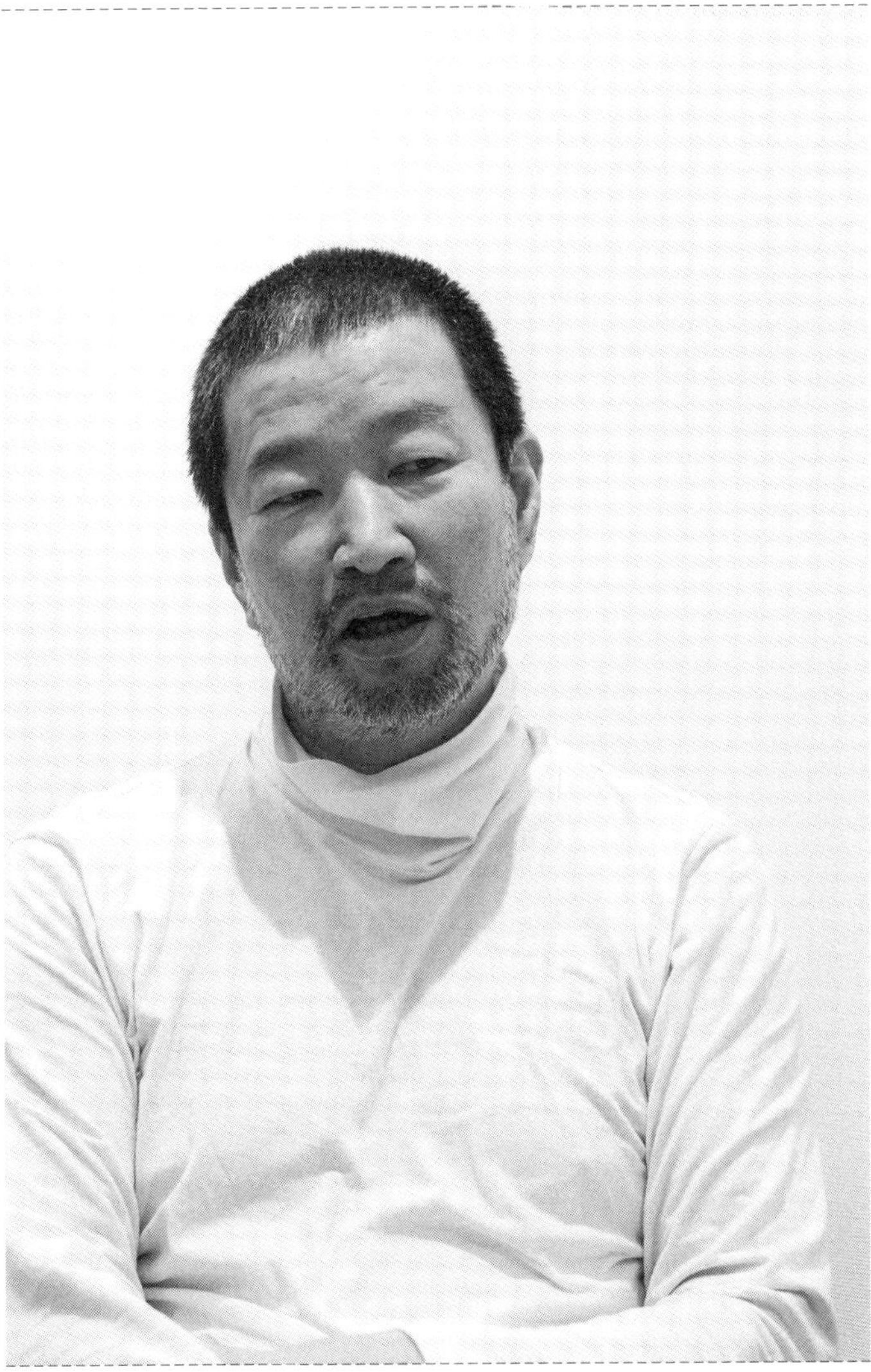

すよね。パカパカ飲んでるんでしょうね、彼らは。

野村　恐ろしいぐらいね。

木村　サプリを飲んでる人もいますよね。サプリはどうなんですか？　僕は全然信用してないですけど。

野村　サプリメントは効果がきちんと検証されていないんです。だから、「この症状に効く」と言ったら医薬品医療機器等法違反。せいぜい、「何とかの助けになる」ぐらいの表現しかできない。だから、自分でいいと思って飲むのは全然構わないですけど、効果がどこまであるのかはちょっとわからないです。

木村　やっぱり、酔い止め薬みたいなものやもんな。

COLUMN 4

野村先生、教えて！

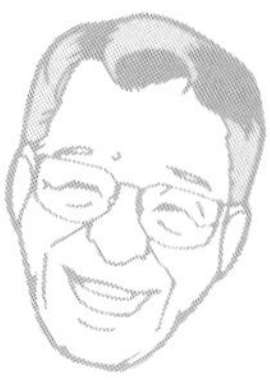

自律神経と呼吸

自律神経はほぼすべての内臓の働きに関係し、呼吸や新陳代謝、体温調節といった体の機能をコントロールしています。

自律神経は交感神経と副交感神経からなり、日中、活動するときに働くのが交感神経です。交感神経は血管を収縮して血圧を上げ、副腎からアドレナリンを分泌させ、胃腸の働きを抑えるなどして、体が活発に動くように働きます。

一方、休息時に優位になる副交感神経は、心拍数を下げ血管を拡張させリラックス状態を作って体を休ませるよう働き、消化を促進して次の活動への準備をします。

交感神経と副交感神経は交互に働いていて、バランスが大切なのですが、ストレスがかかると交感神経が活性化してしまいます。ドキドキして呼吸が浅くなり、筋肉の緊張が高まるなど、体にとってよくない反応がでてしまう。ストレスが一時的なものであればいいのですが、**ストレスにさらされ続けると、交感神経が働きっぱなし。**興奮状態が続いていますから、夜、寝つけないなど、睡眠の問題にも関わってきて、さらに体が休まらないという悪循環に入ってしまうのです。

対談の中で、リラックス法として自律訓練法と呼吸法を紹介しました。じつはこれは副交感神経を働かせることを目的としています。自律神経は意思とは無関係で働く不随意神経ですが、呼吸からアプローチすることでコントロールすることができるのです。

不安や緊張で呼吸が浅くなってしまっているとき、それは交感神経が優位になっているから。**ゆっくり深い呼吸を意識することで、気持ちが落ち着いてくるはず**です。道具もいらず、どこでもできますから、是非、生活に取り入れてみてください。

PART

5

キム兄、自分のトリセツをつくる

考え方のクセは変えられる？

自分のデータ集めたら、ちょっと楽になると思うんです。

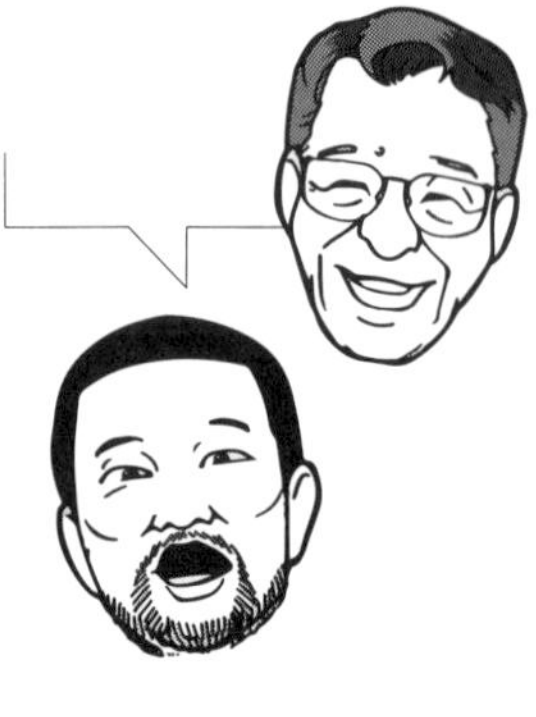

自分の〝トリセツ〟をつくる

木村　50歳ぐらいになってくると、自分のことがだいたいわかってきますよね？

野村　いや、わからない人もいますよ。自分のことが全然わからなくて、すべて周りのせいにしてしまう人もいます。

木村　番組でも言ってるんですけど、年齢がいくと自分の性格がだんだんわかってきて、イラッとしても、「なんでこんなことを思うんやろう」とか、それが自分のデータ収集だって考えたらちょっと楽になるかもしれないって思うんです。

野村　そうですね。

木村　さっきも言いましたけど、「気に入らんな」と思って着てた黄色の服なのに、周りから「似合うね」って言われることもある。それぐらい人はあんまり他人のことを気にしてへんし。

野村　そうなんですよ。みんな、適当なことを言っているんですよ。

木村　髪の毛の色変えても気づかへん。逆に何もしてへんときに「あれっ、なんか今日違うね」とか。それ程度のことですからね。だから、なんか、**自分で自分の〝トリセツ〟(取扱説明書) みたいなもんをつくって**こうって考えてるんです。『トリセツ』って西野カナさんの歌でもありますけどね。

野村　何歳くらいから、そう思うようになったんですか?

木村　40半ばくらいですかね、なんとなく、「自分はこういう人間だ」ってわかっておくといいなという部分と、ここはちょっとまだどうなるかわからんと、決めつけない部分がありつつですけど。自分の性格を決めてええのか、納得してええのかとか、悩んだりもしましたけど。

野村　そこまで行くのは、大変苦労したと思います。

木村　ずっと絶対に決めたとおりにしか動かんというところがあったんです。子どもの頃から、思いどおりにいかないと腹を立てるって言われていて。

野村　子どもは、そういうものですよ。

木村　でも最近、そういう性格なんやろうなと思うようになってきた。今日も、ちょっと時間が空いて服屋さんに寄ろうって決めてたけど、ちょっとしんどいと思って行くのをやめたんです。前だったら、やめたことを後悔したり、予定どおりできない自分が情けなかったりしたんですよ。大層なことじゃないですけど、決めたことを変えることにものすごい抵抗があった。でも、「またいつか行けるときでええやん」「めぐり合わせやな」と思うようになった。その反面、衝動的に動くというのもあるんですけど。

野村　ちょっとアバウトになったぐらいのほうがいいですよ。すべてをきちんとやろうとするとけっこう大変になっちゃいますから。

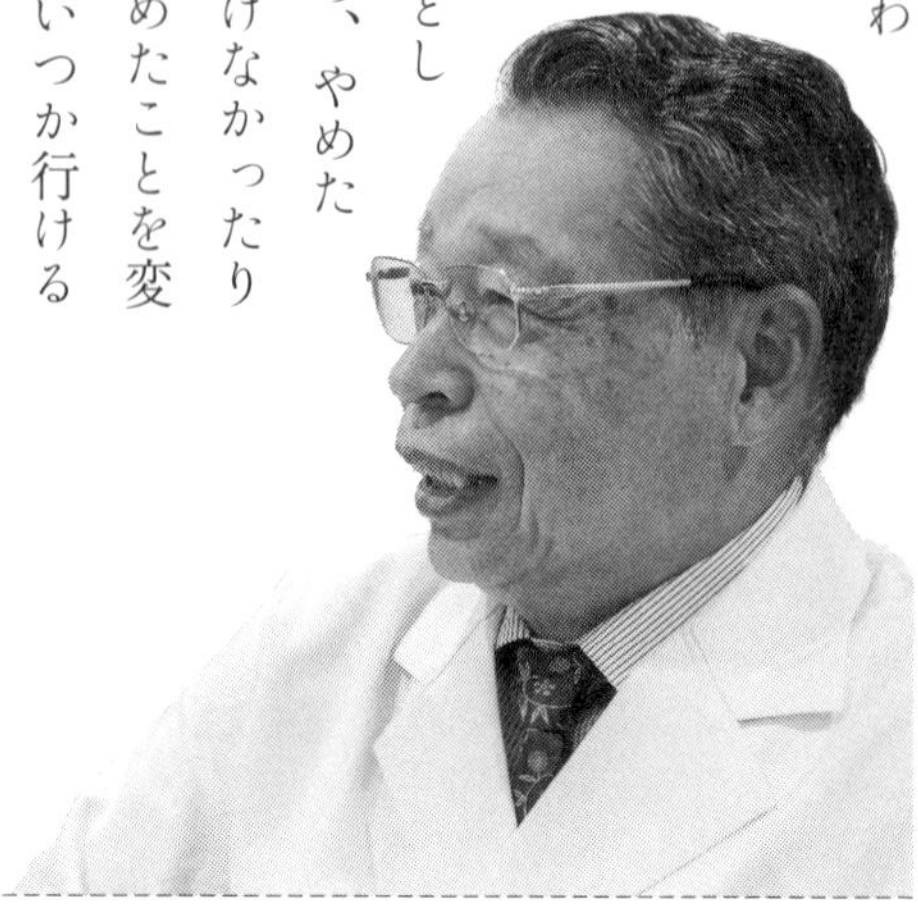

木村　あと、細かいことですけど、僕はもうカレーライスにはだまされないと決めてるんです。でも、チャーハンにはだまされ続ける。

野村　（笑）。カレーライスにはだまされない、というのはどういうところで？　チャーハンが好きなんですか？

木村　カレーも好きなんです。だから、なんか知らんけどカレーをやたら食べてたんです。でも、ひかれるだけに、「ああ、この味か」ってわかってしまう。カレーは作り手の自己満足の骨頂で、どんなものでも完成品として通用してしまうということに気づいたんです。だから、もう、カレーにはだまされない。でも、チャーハンは期待半分、あきらめ半分で、「この店がいまいちやったら次の店を目指そう」と。いろんな店に行って、この店の味はこうか、というのを知りたいと思ってるんです。

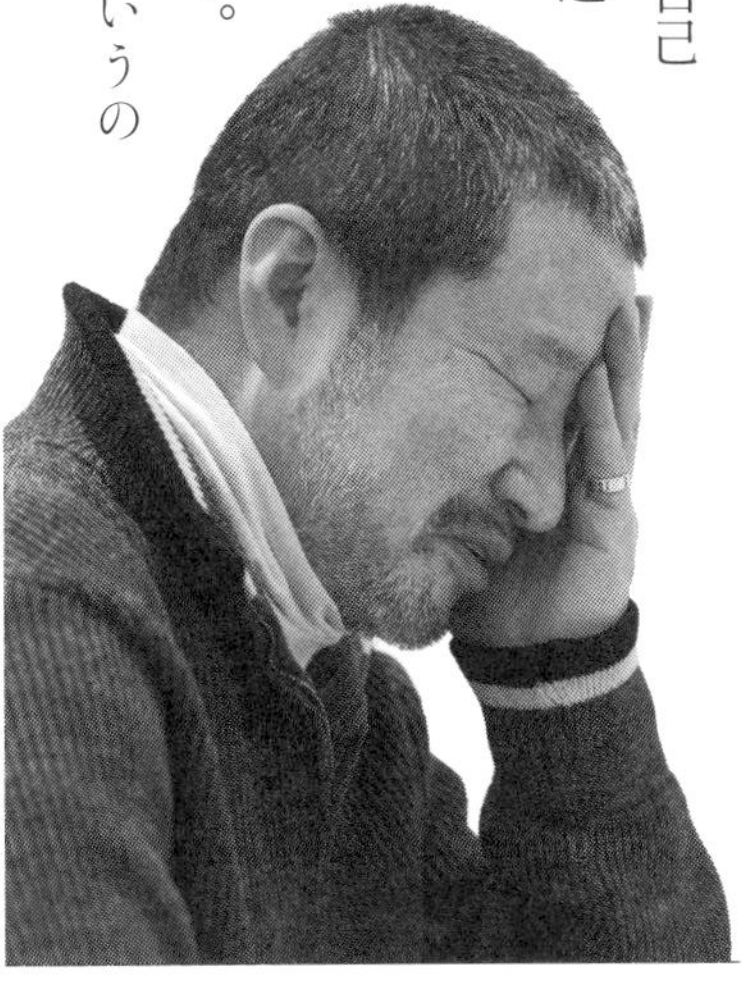

野村　そうですか。ラーメンの食べ歩きとかはよく聞きますけど。

木村　ラーメンはもう無理です。おなか壊す。せいぜい月イチですね。前の日に「明日、食べよう」と思っていても、「もう、うどんでええわ」って。

怒る自分がわかるから

野村　ほかに、木村さんのトリセツにはどんなものがありますか？

木村　自分でわかっていても、やっぱり、イラッとすることは否めない。「なんでこうしてくれへんねやろう」って。道歩いてても、通行人が歩道の真ん中でしゃべってて、人が往生しているのを見ると「お前の家か？」って思ってしまう。なぜ、道の脇でしゃべらないんだろうという腹立たしさはあるんです。

野村　そういう状況は多いですよね、

木村　口には出さないですよ。口には出さないけど、腹立たしい気持ちは起こってしまう。だから、僕はよける人間になろうと思ってるんです。自分が腹立つことがわかっているから、もし、向こうから歩いてきた人が不注意で僕にぶつかってきたら、「アーユーオーケイ？」って言おうと決めてます。

野村　それは、すごいですね。

木村　怒る自分がわかるんです。だから、決めておかないと。

野村　**いくつかのパターンを持っておいて、必要なときに自由に取捨選択できるのは大事ですよ。**「これだけ」「こうしないといけない」というのは、かえってよくないですから。

木村　LINEが来て、その内容が一方的で「アホちゃうか、こいつ。こっちの状態なんもわかってへんやん」みたいなときがあって、一瞬腹立つんです。けど、クソ丁寧に返す。すると、向こうも「それはそうですよね」って、こっちの事情をわかってくれる。怒りにまかせて、「何してんねん！」って返したらあかん。相手も怒らそう思ってはらへんし、諍いは損やって。

野村　そうです。そうです。

木村　家族の中で言った言わないの行き違いがあったとしても、何があったかを蒸し返すんじゃなくて、**「ありがとうな」の一言だけでわだかまりが消えたりする。**もうプライドもいらんし、それでええんちゃうかなって思ったんです。データの蓄積じゃないけど、そういうことを経験して、これはええ方法だなって。もう、もめたくないんですよね。

野村　もめても仕方ないですしね。少し下手に出るというか、こちらがやわらかく対応すれば、相手も同じように、「いや、こちらこそ」となる。逆に、高飛車に言うと「何言ってるんだ！」とか、同じように攻撃的に返ってくるものですから。

木村　自分の経験上、怒ってしもた後悔というのが絶対あるんです。「怒らせた」ほうが、後悔よりも自慢になるような気がするんですよね。たとえが違うかわからんけど、明石家さんまさんが中学生にお尻蹴られて「ナイスキック」って言うた、というエピソードがあるんです。

野村　ああ、それは面白い（笑）

木村　それはもう、僕らの世界では伝説の金字塔なんです。さんまさんに直接聞いたんですよ。そうしたら、「蹴られて怒ったろうかな思ったけど、今から出番やし、当然暴力はあかんし、出番はなくなるし、仕事はなくなるし。それで、『ナイスキック』と言うたんや。そうしたらビックリしとった」って。怒ったら損って、そこで表れますやん。蹴ったほうが確かに悪いけど、中学生を怒鳴ったら「その程度のやつや」と思われるかもしれない。中学生だって、「さんまを怒らせたことがある」って自慢になる。でも、「ナイスキック」って言われたら後悔しかないし、「お前、なんちゅう人を蹴ったんや」と周りにも咎められる。結果、さんまさんの勝ちと言いますか。そういうの、あるじゃないですか。

野村　それは実話？　実際にあった話？

木村　実話です。話はちょっと膨らんでというか、六本木で酔っ払いに蹴られたっていう話になってるんですけど、よう聞いたら、大阪の中学生3人組だったらしくて。

野村　だいぶ違うけど（笑）でも、それは面白い、いい話ですね。

木村　あと、**うまいことといってるときのほうを覚えとらなあかん**なって、考えるようにもしています。予定を立てて、5つ買い物しようと思って、全部気に入ったものがなかったとか、売り切れだ、サイズがないとかいう日はあって、そんなときは、やっぱり腹が立つ。それはそれで、「こんな日だった」って覚えていて、ネタにはするんですけど。

野村　なるほどね。

木村　でも逆に、11時オープンの店にちょうど入れて買い物して、駐車場から1時間以内に出せて、車で5分ぐらい走ったら300円の路上パーキングが空いてて、そのすぐ隣の中華料理で納豆チャーハン食べられた、ってこともある。一昨日がそうやったんですけど。こういううまいこと運んだときのことをちゃんと覚えとかなあかんって。

野村　そうそう。それはとてもいいことです。

木村　人に言うても笑いにはならへんねんけど、商売とは別に、いいことを覚えといたらなあかんなと思います。

野村　どうしても、うまくいかなかったこと、嫌な気分になったことばかりを思い出す人が多いんですけど、いいことの記憶をたくさん持っているというのは大事ですよ。

木村　そのほうがいいですよね。

野村　そのほうが前向きです。

木村　さんまさんは「生きてるだけで丸儲け」言うて、娘さんに「ＩＭＡＬＵ」という名前をつけるぐらいですけど、僕も年齢なのか、何事もないほうが幸せだと思うようになりました。同年代の先輩でも、「ええことは来んでええから、悪いことだけないほうがいい」とか、そう言う方もいらっしゃる。ちょっと宗教的な感覚なんですけど。

トリセツはどんどん改訂！

木村　僕は自分のトリセツを40代半ばから意識しはじめて、まだまだ製作中で、削ぎ落としの段階かな、とも思っているんです。飲みに行ってもコース料理は食べないとか、おまかせはいやだとか。しゃぶしゃぶに行っても先付けのごま豆腐はもういらないとか、そんなのも含めて。

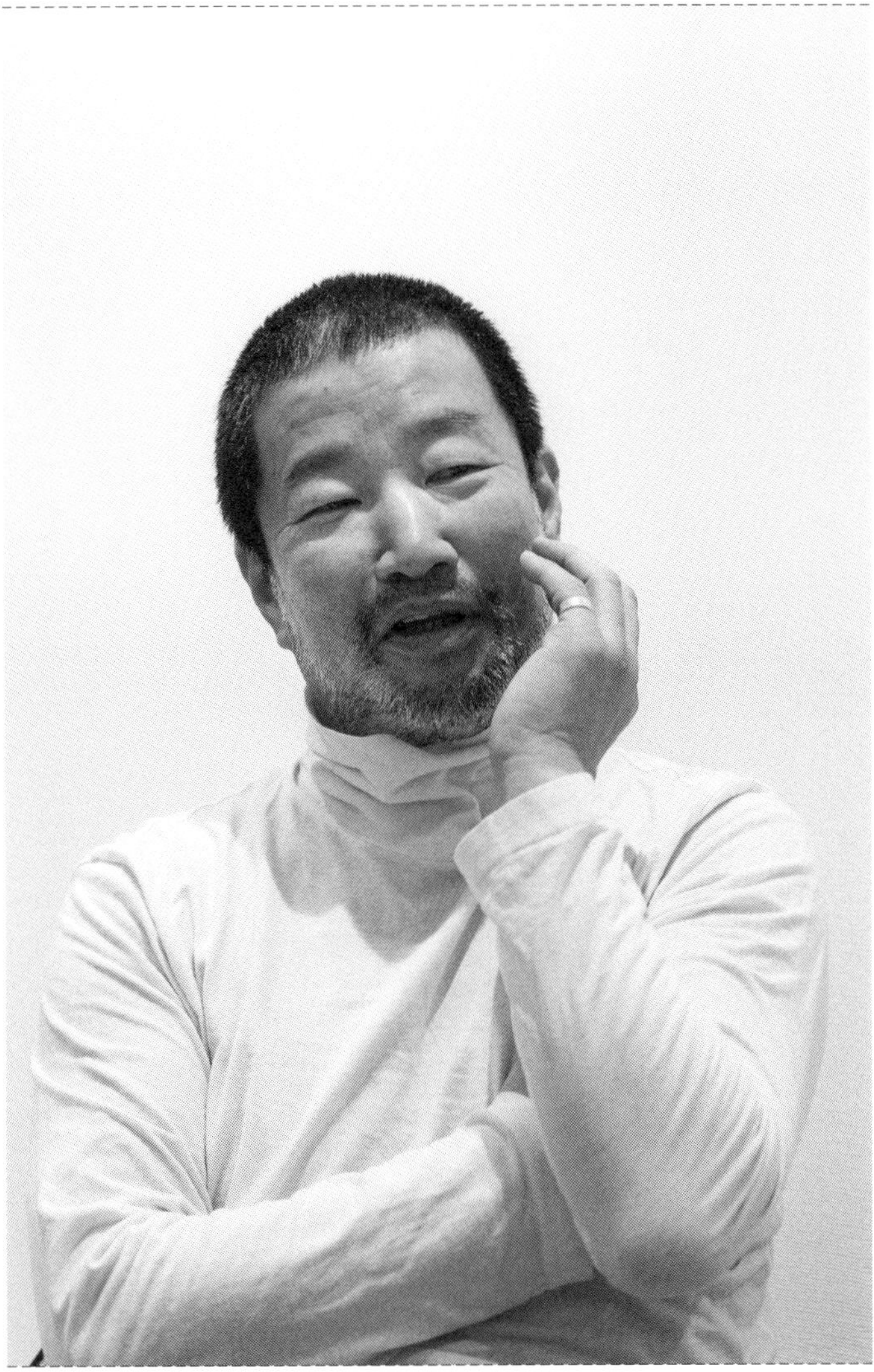

PART 5

キム兄、自分のトリセツをつくる

野村　（笑）

木村　でも、若い子で完全に作ってしもうてるやつがいるんですよ。若い人はまだ、自分が固まる途中ですやんか。「自分がなんでこんなことを思うんやろう」とか、まだ考えられん状態なのに、薄いトリセツを完成させて納得しちゃっている。薄くてもいいし、だんだん薄くなってええと思うけど、まだほんまに薄いままなのに完成してると思ってる。そういう子らには、**思い込みで自分を決めずに、人と対話せんと**と思うんですよね。

野村　そうですね。

木村　たとえば、「目玉焼きにかけるのはしょうゆか？　ソースか？」なんて話は、人に言わんかったら、そもそも論争にならへんかったわけで。「うちはソース」「エッ、うちはしょうゆやで」ってなったから議論になるわけでしょう。**物事って対話からしかはじまらへん**と思うんです。

だから後輩には、「彼女とつきあいたてのとき、なんでも話するやろ。それと同じようにみんなに接したらおもろいで」って言うんです。自分のことを話さないと他人も言うてくれないから。ほかにも、これはネタ作りのアドバイスなんですけど、「たとえば本屋に行って、こんな本絶対買わへんというような本を買ってみて読んでみなさい」って言うんです。

野村　ほお。

木村　僕は実際、マラソンなんて全然しないんですけど、『月刊ランナーズ』（アールビーズ）を読んでたんです。たとえば、記事で「マラソンのための42の質問」っていうのがあって、フルマラソンが42キロやから42の質問なんですけど、「そこ、50でええやんけ」って思うじゃないですか。しかも、「レース中、トイレに行きたくなったらどうしたらいいんですか？」っていう質問に、「コースから外れて公衆トイレに行きましょう」って、普通の回答をしている。その人らが真剣で真面目なぶん、滑稽さが見えてくるんですよね。それがネタにもなるんですよね。

野村　それは、面白いですね。先ほど、認知行動療法の説明で「**考え方のクセがあると、ルーティンでできるから楽**というお話をしましたが、木村さんは自分で**意図的にルーティンを壊している**んですね。ルーティンというのは「余計な無駄を省こう」という脳の機能です。それ自体は悪いことではないけれど、ルーティンばかりだとそのルートばかりが強化されて、他の方法を取り入れることに抵抗ができてしまう。いつもの通勤経路を変えるという些細なことでも、よほど意識しないとできないのが人間ですから。

木村　今まで行ったことないようなところに行ってみたり、着たことないような服を着

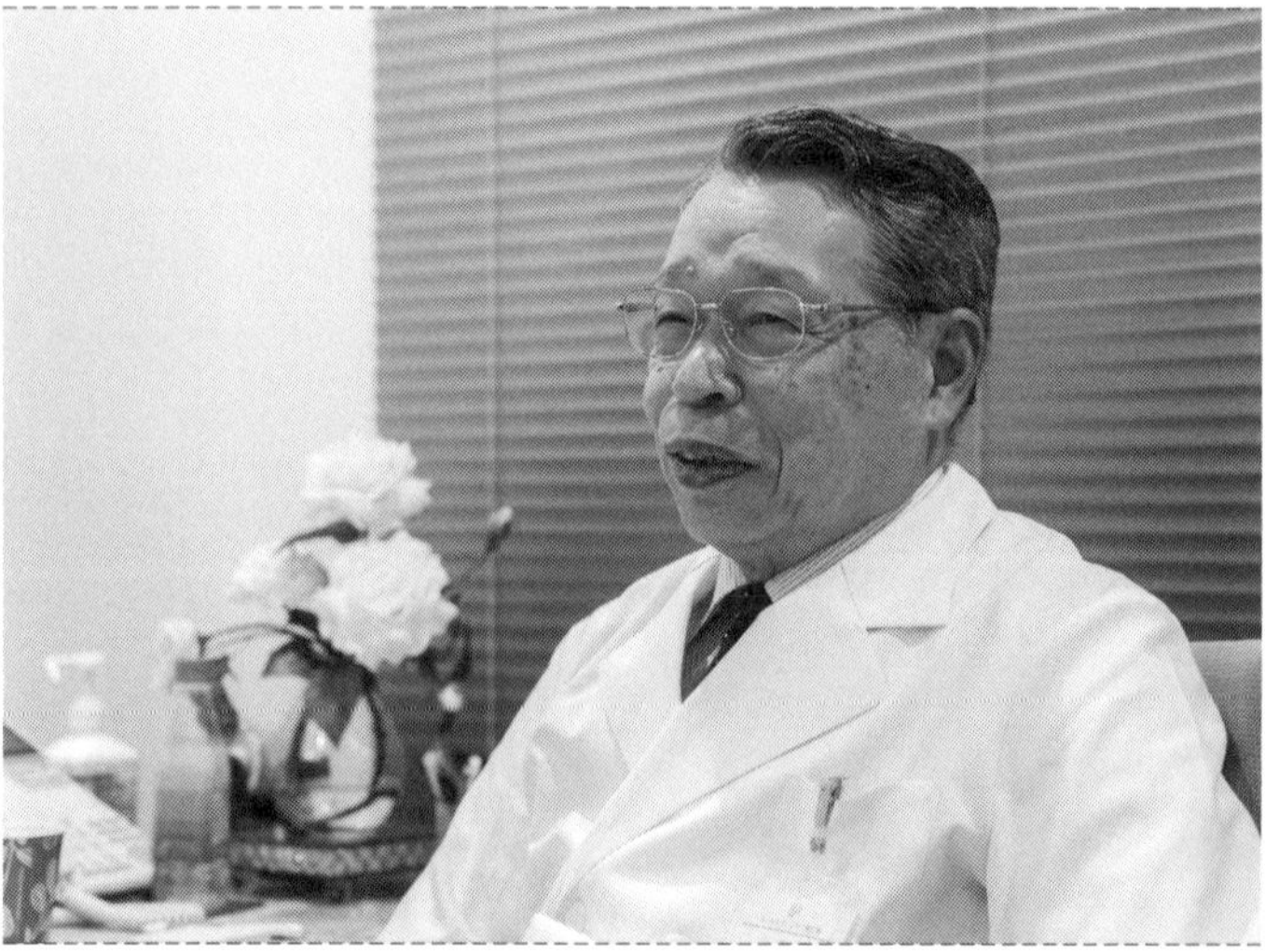

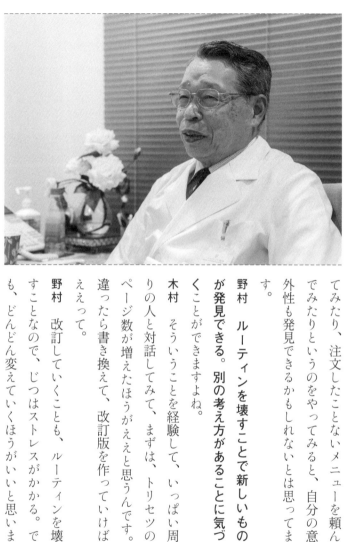

てみたり、注文したことないメニューを頼んでみたりというのをやってみると、自分の意外性も発見できるかもしれないとは思ってます。

野村　ルーティンを壊すことで新しいものが発見できる。別の考え方があることに気づくことができますよね。

木村　そういうことを経験して、いっぱい周りの人と対話してみて、まずは、トリセツのページ数が増えたほうがええと思うんです。違ったら書き換えて、改訂版を作っていけばええって。

野村　改訂していくことも、ルーティンを壊すことなので、じつはストレスがかかる。でも、どんどん変えていくほうがいいと思いますよ。

木村　決めたら変えたらあかん思いがちやけど、変えていいんだと。

野村　トリセツを一回作って、ずっとそれに従っていると、齟齬が出てきます。一度、決めたんだから守らなきゃとこだわるのではなく、**臨機応変に違うやり方を取り入れていかないと、うまくいきません。**トリセツは改訂版も増補版もあっていい。ときと場合、気分によって使い分けるような、レパートリーを持つといいと思います。脇道のルートをたくさん知っていれば、メインストリートに障害物があっても、どこで何があっても対応ができますしね。

目標は現状よりうっすら右肩上がり

野村　僕は「人生山あり谷あり」という言葉が好きなんですね。なぜ好きかというと、昔、長州力さんが闘魂三銃士とか若手に負けるようになってしまって。

木村　闘魂三銃士——武藤敬司さんと蝶野正洋さん、橋本真也さんって、僕、同世代です。

野村　長州力さんはすっかり自信を失ってしまって、もうダメだからプロレスを辞めると、社長であるアントニオ猪木さんに言ったんです。そのとき、猪木さんが一言、「人生山あり谷あり」と言ったそうなんです。その言葉を聞いて、長州さんはハッと気がつくんです。**人生いいときもあれば悪いときもある**と。それで、気持ちを切り替えて、練習に練習を重ねて勝てるようになった。そういうエピソードもあって、好きな言葉なんです。

木村　先生、プロレスが好きなんですか？

野村　好きなんですよ。

木村　長州さんと蝶野さんと前田日明さんがしゃべっていたら、何しゃべってるかわからないですよね。

野村　最近、めっきり滑舌が悪くなってね（笑）

木村　トークショーやっても、何もわからへん。

野村　木村さん、何か好きな言葉とかありますか？　今の「人生山あり谷あり」みたいな感じで。

木村　そういうようなことでは、「当たって砕けろ」「聞くは一時の恥 聞かぬは一生の恥」とかですかね。砕けるまではいかないんですけど、やってみなわからんし、言わへんより言うたほうがマシ、何もせんより何かしたほうがマシというのはあります。「なせばなる、なさねばならぬ何事も」と言っちゃうと、ちょっと大げさやねんな。

野村　いま、なにか目標みたいなものはありますか？

木村　僕は出たがりというより、やりたがりなんですよね。仕事を選り好みしているわけじゃないですけど、とにかく、出てればええというものよりも、チャレンジしたり、何かを考えたりすることがやりたいなと思いますね。カッコよく言えば、努力はしたいという感じですかね。大きい目標としては、**現状よりちょっとうっすら右肩上がりがいい**ですけどね。この仕事をしていると、何か1度ぐらい宝くじ的な期待もしちゃいますしね。ハリウッドからオファーが来るとか（笑）

野村　お笑いだけではく、お芝居や舞台で何かやるとか。

木村　地球上に一人でも多く、僕のことを知ってもらえたらいいなというのがあるんです。舞台も充実感があるんですけど、そういう意味では来てくれたお客さんだけが相手になってしまうので、また別のもので何かできたらいいですね。お笑い芸人っていう職業ですけど、その中で小っちゃい転職をしているような感じなんですよ。だから、続けていられるのかもわからないですけど。

野村　いまだと、ユーチューバーみたいに自分でどんどんつくってみるとかね。やっぱり自分の個性がうまく出せる仕事はいいでしょうし。

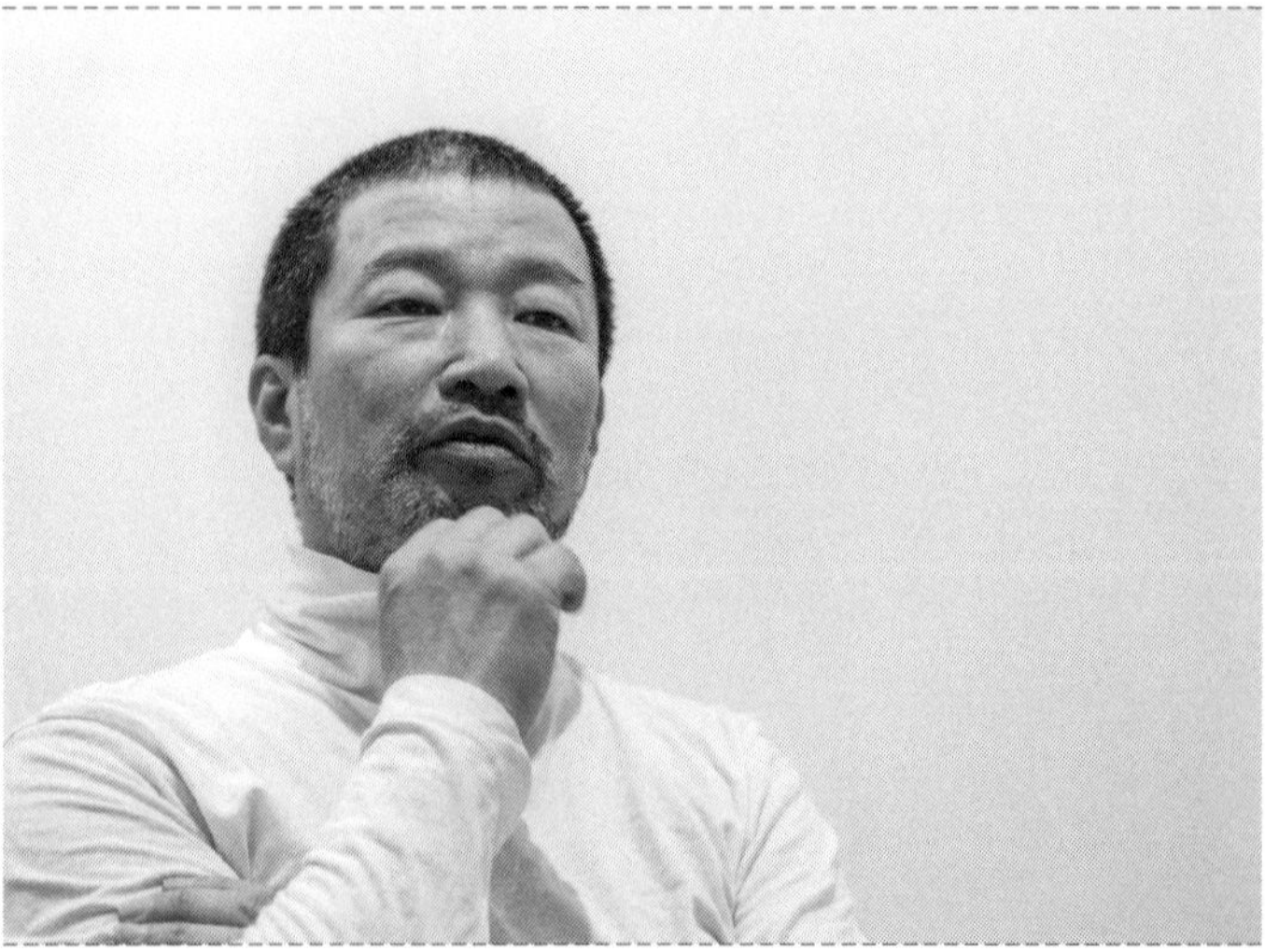

木村　そうですね。でも、個性が出なくても CMの仕事は好きです（笑）

野村　（笑）

木村　やっぱり日々全身全霊ですよね。そして、やっぱりサボりたいときはサボる。

野村　今回、いろいろお話してみて、心療内科に対するイメージが変わったところってありますか？

木村　若い人でも年配の人でも、悩みや困っていることは、やっぱり吐き出すことというのはやったほうがいいのかなって思いました。僕も後輩に相談されたら、真摯に受け止めてあげたいと思いますし。それで、「恵比寿にええとこあるよ」って、おすすめしておきます。

おわりに

子どもの頃から集めてた切手やら短波放送の「ベリカード」、部屋に並べてた仮面ライダーのカプセルトイとか、みんな捨てました。アホみたいにたくさんアロハシャツを持っていたけど、いま、ぜんぶないです。スニーカーも2足しか持ってない。時計はやらへんし、車は普通の国産でいいし。いま、つい買うてしまうのは服だけですね。

一生懸命集めてきたけど、なんかもう、いらんってなったんです。「今までの労力は⁉」と思わないこともなかったけど、自分はもともと趣味的には広く浅いタイプ。ゴルフもサーフィンもやってみたけどそうでもなかったし。巨人ファンもバリバリクレイジーやったけど、いまは全然。「もう変わったんやな」と思ったし、「ハマってるまで行かへんねん」みたいな感じでいきたいなって思ってます。

勝ち負けにしても、中学野球で優勝したりもしたし、漫才のときはライバルも少なくて優勝したりもしたこともあった。そのときは確かにうれしかったけど、いまは何に勝つねん、と思ったりもする。

まだまだ矛盾もしてるけど、自分のことやと納得しながら、自分の「トリセツ」みたいなもんを削ぎ落としているところです。

いま、日本の都道府県全部に足を踏み入れようというのを夫婦で目標にしているんです。通り過ぎるだけではダメ。泊まるなり食事するなり、ちょっと立ち寄るというのがルール。きっかけは新婚旅行で、車で東京から京都に行って1泊して、淡路島から四国へ渡って1泊して、フェリーで佐賀から熊本に入って1泊して。長崎から福岡通って、関門海峡で山口、島根、鳥取、岡山。で、京都、名古屋で帰ってきた。10日間で3000キロ。3000キロって東京―グアム間と同じなんですよ。

そんときに、「ここの県は、えんじ色の屋根ばっかりやな」とか、愛媛を走っている時は、無人販売で柑橘類が山ほど売られていて、「何種類あんねん!」とか。そんなことをワイワイ言い合いながら、ただ車を走らせる。そんなんが、いま一番楽しいんです。

野村先生とお話しして、強く印象に残っているのは、「ストレスはあったほうがいい」とおっしゃったこと。ストレスは悪いことで、先生は心療内科の先生だから患者さんのストレスをなくそうとしてはるのかと思ったけど、むしろ、多少はあったほうが改善すると言う。ストレスがないと、人生は味気ない。それはちょっと衝撃でした。

「ノーストレス・ノーライフ」

しんどいことは確かにあるけど、こう考えるだけで、少し楽になるんやないかな。この本を読んで、周りの人を気にかけてあげるきっかけになればいいなと思ってます。しんどそうな人がいたら、この本をプレゼントしてあげてください。もちろん、あなたが読んだのは本棚にしまって。本屋さんでもう1冊、買ったものをね。

木村祐一

不安やストレス、メンタルの問題と向き合って、ずいぶんと長い時間がたちました。かつては、精神病は怖い病気という偏見が根強く、うつ病の患者さんから「診断書に病名を書かないでください」と言われることも珍しくありませんでした。それが現在では、うつ病は労災の認定基準の対象にもなりました。患者数の多さが背景にあることを考えると、安易には喜べませんが、心の病気に対する社会的な認識はずいぶん変わりました。

しかし、まだまだ心療内科は身近な存在にはなりきれていないように思います。その理由のひとつは、メンタルの不調はどこからが正常な反応で、どこからが病気なのかわかりにくいからでしょう。

「この程度で行っていいいんだろうか？」と思う方がいるかもしれません。

でも、困っていることがあるのなら、どうぞいらしてください。

「まだ、自分は頑張れる」と無理をしている方も少なくないでしょう。

心の病気は頑張ることが裏目に出ます。どうぞ、思いの丈を話して楽になってください。

「何か様子がおかしい気がする」と、周囲の人が不調に気づくことだってあるはずです。

どうか、励ますのではなく治療をすすめてあげてください。

早めに治療をスタートすれば、薬を使わずに、カウンセリングや心理療法で治していくことができます。うつ病は繰り返しやすい病気です。治療をしないで放っておくと、病気と病気の間隔は短くなるという指摘もあります。

東洋医学には「**未病**」という言葉があります。なんとなく具合が悪いけれど、病気というほどではない——。こうした状態のうちにケアすることで発病を防ぐことができる。**心の病気も体の病と同じように、早期発見・早期対処が大切**なのです。

現在、「5歳の女の子の中の人」として人気を集める木村祐一さんと心療内科医である私との組み合わせは、あまりにも異色で、最初はどうなることかと思いました。しかし、実際に行われた対談は、終始、とても穏やかなものでした。

自己主張が強く、「怒り」が強い性格傾向という心理テストの結果から推測するに、木村さんは若いころ、「瞬間湯沸かし器」的な面があったのかもしれません。ただそれも、興味関心があることや任されたことに対しては熱心すぎる、そんな真面目さの反動で、思ったとおりにいかないと苛立ちが出ていたのではないかと思います。

話の中で「対話」という言葉が繰り返し出てきたこと、木村さんなりの「トリセツ」という自分自身との向き合い方など、とても興味深いものでした。

年を重ね、いろいろな経験を積んで、自分なりに工夫をして、自身をコントロールしようとしてきたのでしょう。今に至るまでには、おそらくたくさんの後悔を味わっただろうし、葛藤もあったはず。そして、達人の域にまでたどり着いた。

そんな木村さんとのやりとりを通じて、「ストレスと上手につきあうヒント」を提示できたのではないかと思っています。

野村 忍

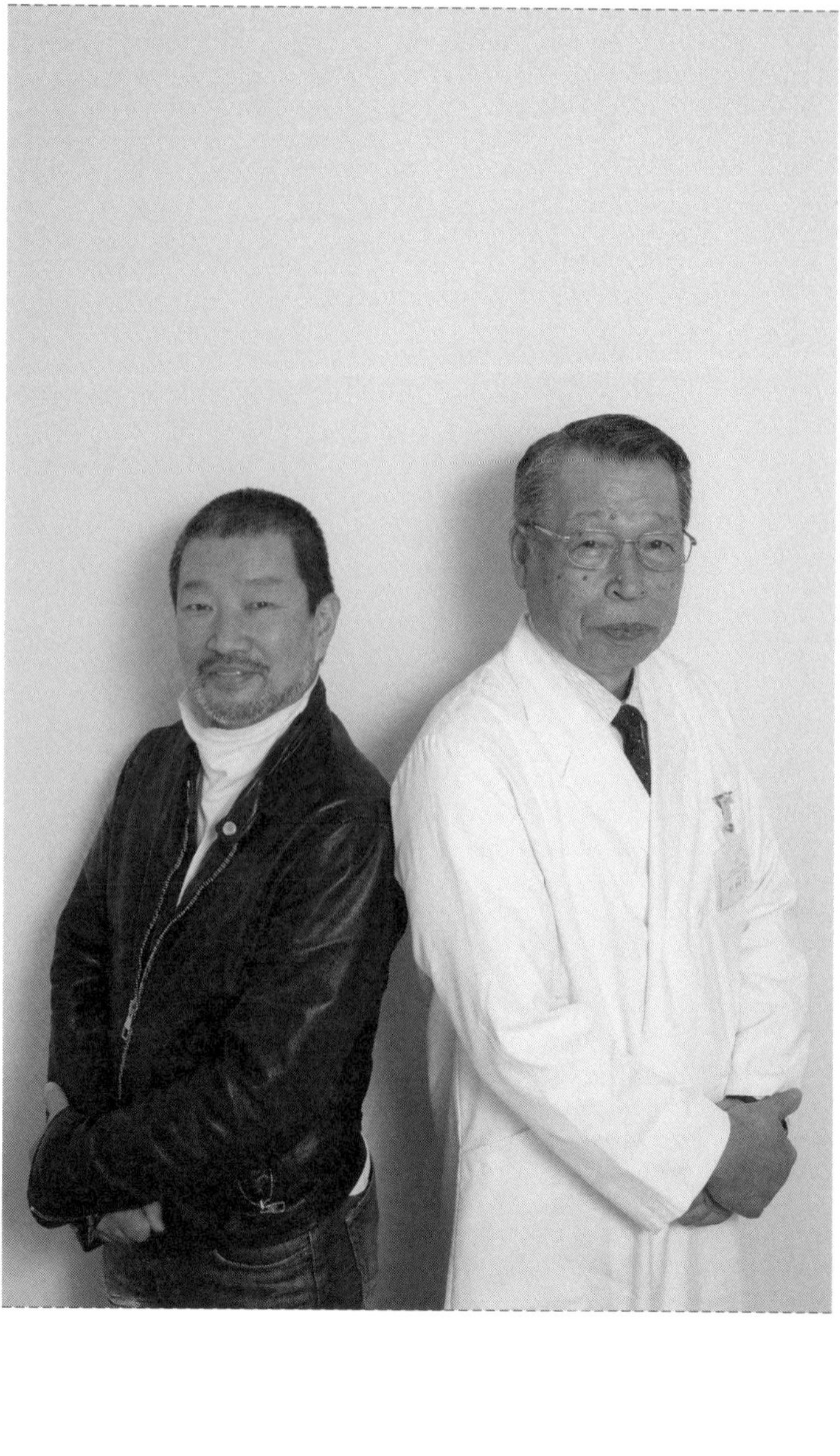

著者紹介

野村 忍（のむら・しのぶ）

1951年、京都府生まれ。神戸大学医学部卒業。1996年、東京大学医学部心療内科助教授を経て、2000年、早稲田大学人間科学部（現人間科学学術院）教授、2019年、早稲田大学名誉教授。同年メンタルクリニック恵比寿開院。専門分野は心身医学、行動医学、臨床心理学。産業医としての長い経験を持ち、現場に即したカウンセリングを行う。おもな著書に『心療内科入門』（金子書房）、『情報化時代のストレスマネジメント』（日本評論社）など。

メンタルクリニック恵比寿　https://mental-ebisu.jp/

木村祐一（きむら・ゆういち）

1963年、京都府生まれ。ホテルマン、職人などを経て23歳でデビュー。お笑い芸人としてTVや劇場で活躍し、俳優としてはドラマ・映画と多方面で活躍中。人とは異なる視点で様々な事象を読み解く吉本唯一の随想家と呼ばれ、ライフワークとしている「写術」はその独特の世界観に引き込まれる人多数。ホテルマン時代から磨き続けた料理の腕前は芸能界イチとの呼び声も高く、『キム兄＆クックパッド つまみ越え』（主婦と生活社）ほか料理に関する著書も多数。

装丁	モドロカ
写真	落合星文
イラスト	津久井直美
構成	鈴木靖子
DTP	山口良二
編集	梅森 妙

キム兄《にい》、
こころのなおし方《かた》を聞《き》く
名《めい》医《い》に教《おそ》わる
ストレスとのつきあい方《かた》

2020年 3月 31日　第１版第１刷発行

著　者　野村忍、木村祐一

発行人　宮下研一

発行所　株式会社方丈社

〒 101-0051

東京都千代田区神田神保町 1-32 星野ビル２F

Tel.03-3518-2272 ／ Fax.03-3518-2273

ホームページ　http://www.hojosha.co.jp/

印刷所　中央精版印刷株式会社

ISBN978-4-908925-63-4

和田 隆・著　四六判並製　定価:1,500 円＋税　ISBN：978-4-908925-43-6

方丈社　好評既刊

シリーズ累計 10 万部突破！

藤川メソッド決定版！

医師や薬に頼らない！ すべての不調は自分で治せる

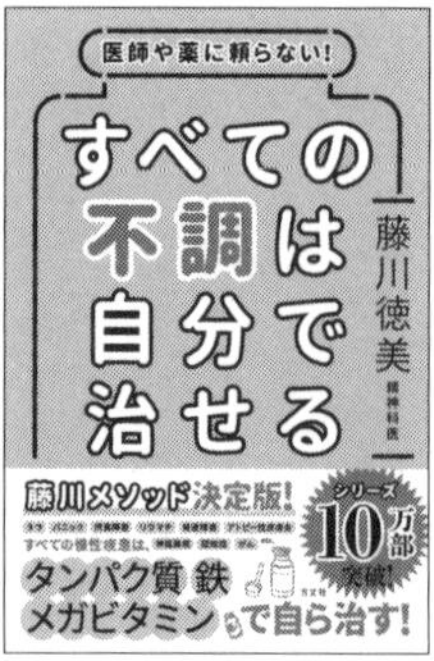

バランスのよい食事が、不調の原因!? 「タンパク質、鉄、メガビタミン」を十分量摂取して、不調や病は自ら治す。大反響『うつ消しごはん』の第二弾！

藤川徳美・著

四六判並製

定価 :1,300 円＋税

ISBN：978-4-908925-59-7

タンパク質と鉄をたっぷり摂れば

心と体はみるみる軽くなる！

うつ消しごはん

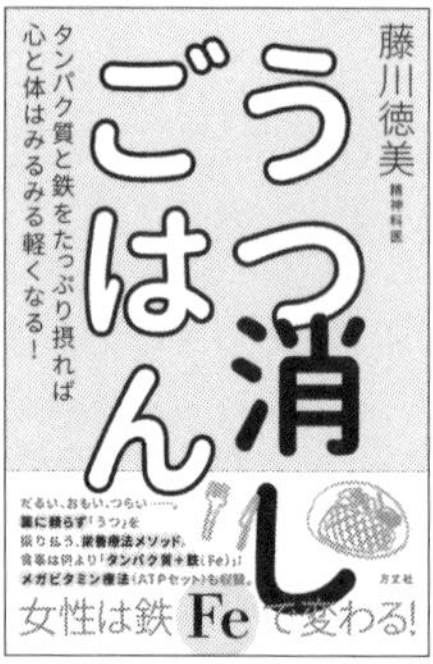

タンパク質と鉄で、人は変わる！ 日々の不調はストレスよりも「質的栄養失調」が原因!?　薬に頼らず「うつ」を振り払う、食事術・栄養療法メソッドを紹介！

藤川徳美・著

四六判並製

定価 :1,300 円＋税

ISBN：978-4-908925-40-5